Cornelia Kures, Sarah Ressl (Hg.)

**Internationales Recruiting in der Pflege**

Cornelia Kures, Sarah Ressl (Hg.)

# Internationales Recruiting in der Pflege

## Chancen und Herausforderungen

facultas

Eine geschlechtergerechte Schreibweise wird in diesem Buch vorwiegend durch die Verwendung der Schreibung mit Stern * realisiert. Ist eine korrekte, alle Endungen berücksichtigende Schreibung auf diese Weise nicht möglich oder erfordert sie Ergänzungen, die den Lesefluss hemmen, so wird – stellvertretend für alle Geschlechter – die weibliche Form gewählt.

**Bibliografische Information der Deutschen Nationalbibliothek**
Die Deutsche Nationalbibliothek verzeichnet diese Publikation in der Deutschen Nationalbibliografie; detaillierte bibliografische Daten sind im Internet über http://dnb.dnb.de abrufbar.


facultas Verlag, 1050 Wien, Österreich
www.facultas.at, office@facultas.at
Umschlagfoto: © melitas, istockphoto.com
Satz: Florian Spielauer, Wien
Lektorat: Laura Hödl, Wien
Druck: Facultas Verlags- und Buchhandels AG
Printed in Austria
ISBN 978-3-7089-2606-3
E-ISBN 978-3-99111-997-5

# Inhalt

# Vorwort

**Cornelia Kures, Sarah Ressl**

Internationales Recruiting spielt seit einigen Jahren auch im Gesundheitswesen eine immer größer werdende Rolle, um Personalengpässe zu kompensieren. Die demografische Entwicklung, der Rückgang familiärer Betreuungsressourcen sowie bevorstehende Pensionierungen verstärken in den nächsten Jahren den Personalmangel weiter. Laut Schätzungen der Gesundheit Österreich GmBH (Juraszovich et al., 2023) werden bis zum Jahr 2030 rund 51.100, bis zum Jahr 2050 insgesamt etwa 196.400 Pflege- und Betreuungspersonen benötigt, um den Versorgungsstand des Jahres 2019 auch zukünftig aufrecht zu erhalten. Elisabeth Rappold betont, dass der Fachkräftemangel in der Pflege nicht mehr mit heimischen Arbeitskräften gedeckt werden kann (Goldgruber et al., 2023). Daher ist internationales Recruiting vor allem in wirtschaftsstarken Ländern ein Lösungsansatz, um dem Personalmangel zu begegnen – so auch in Österreich. Damit die Strategie der gezielten Auslandsanwerbungen und eine nachhaltige Bindung ausländischer Pflegekräfte an Unternehmen gelingen können, müssen mehrere Faktoren berücksichtigt werden. Dabei spielen ein gut strukturierter Recruitingprozess, Unterstützungsmaßnahmen bei der betrieblichen, sozialen und fachlichen Integration und auch die Berücksichtigung ethischer Prinzipien und kultureller Aspekte eine zentrale Rolle.

Im vorliegenden Fachtagungsband „Internationales Recruiting in der Pflege – Chancen und Herausforderungen" zur gleichnamigen Tagung am Campus Rudolfinerhaus im November 2025 wird daher der Frage nachgegangen, wie der Stand des internationalen Recruitings in der Pflege in Österreich und Deutschland ist und welche Entwicklungen notwendig sind, um ausländische Pflegekräfte erfolgreich binden zu können.

Im ersten Abschnitt des Fachtagungsbandes wird der Status Quo des internationalen Recruitings in Österreich erläutert und die ethische Verantwortung im Anwerbungsprozess diskutiert. Zudem werden Erkenntnisse eines Projekts in Deutschland zu Ursachen einer nichtgelingenden betrieblichen Bindung vorgestellt.

Zu Beginn wird daher von Elisabeth Rappold eine Prognose zum Personalbedarf in der Pflege vorgenommen. Weiters folgt eine Ist-Analyse des internationalen Recruitings und der Situation internationaler Pflegekräfte in Österreich. Dabei werden auch ethische Aspekte betrachtet, welche bei der Anwerbung ausländischer Pflegekräfte berücksichtigt werden sollen.

Oliver Lauxen widmet sich in seinem Beitrag der betrieblichen Integration und präsentiert Erkenntnisse aus dem Projekt „WIR im Krankenhaus“ (WIR steht für „**W**egweisend **I**ntegration **R**ealisieren“), das vom hessischen Ministerium für Soziales und Integration bis zum Jahr 2021 gefördert wurde. Es wird betont, dass vor allem das berufliche Selbstverständnis eine zentrale Rolle für eine gelungene betriebliche Integration spielt und es gezielte Unterstützungsmaßnahmen benötigt, um Brüche und Irritationen überwinden zu können. Drei beispielhafte Interventionen veranschaulichen, wie dies gelingen kann.

Im zweiten Abschnitt des Fachtagungsbandes werden Best-Practice-Beispiele aus Gesundheitseinrichtungen vorgestellt, die seit mehreren Jahren internationales Recruiting als Strategie zur Personalgewinnung in der Pflege nutzen. Das Universitätsklinikum Salzburg in Österreich, das Sana-Klinikum Remscheid und das Universitätsklinikum Münster in Deutschland zeigen, wie sie internationales Recruiting in ihren Einrichtungen organisieren und welche Maßnahmen sie zur Integration der neuen Mitarbeitenden ergreifen.

Carina Hörack, Thomas Wolf und Franziska Moser aus dem Universitätsklinikum Salzburg verdeutlichen in ihrem Beitrag die Aufgaben auf der Managementebene und liefern strategische Ansätze für ein klinisches

Onboarding und eine fachliche Integration. Um den umfassenden und vielfältigen Anforderungen im Rahmen der Anwerbung und Eingliederung ausländischer Pflegekräfte ins Unternehmen gerecht zu werden, wurde deshalb innerhalb der Pflegedirektion die Stabstelle „International Recruiting und Re-Location Management“ implementiert. Prozesse und Aufgaben dieser Stabstelle werden umfassend erläutert.

Jasmin Shmalia stellt das Projekt RIAP – Rekrutierung und Integration ausländischer Pflegekräfte – am Sana Klinikum Remscheid vor. Dieses umfasst die eigenständige Gewinnung von Fachkräften durch die Pflegedirektion. In ihrem Fachbeitrag verdeutlicht sie sowohl Vor- als auch Nachteile der Eigenrekrutierung und stellt in weiterer Folge den Prozess von der Anwerbung bis hin zur Integration dar.

Zum Abschluss präsentieren Angelika Maase und Simon Hake das Konzept der Kulturbotschafter*innen. Dieses Konzept fokussiert auf die Unterstützung ausländischer Pflegekräfte beim Onboarding am Universitätsklinikum Münster. Fachpersonen mit eigener Migrationserfahrung übernehmen dabei die Rolle von Brückenbauer*innen und stehen neu eingetroffenen Kolleg*innen unterstützend zur Seite. Zusätzlich erfolgt im Rahmen dieses Beitrags eine Analyse des aktuellen Forschungsstands zum Erleben von kulturellen Herausforderungen. Darauf aufbauend wird aufgezeigt, wie sich aus den verschiedenen – sowohl theoretisch als auch erfahrungsbasiert begründeten – Herausforderungen das Konzept der Kulturbotschafter*innen entwickelte.

Die Beiträge verdeutlichen einerseits die Komplexität des Rekrutierungs- und Integrationsprozesses, andererseits auch die Chancen und Potenziale der Einbindung ausländischer Fachkräfte in bestehende Unternehmen des Gesundheitswesens. Unser besonderer Dank gilt daher allen Autor*innen dieses Fachtagungsbandes, die mit ihren Perspektiven wesentlich zum Gelingen der Publikation beigetragen haben. Durch das Teilen ihrer Expertise ist ein Werk entstanden, das unterschiedliche Sichtweisen vereint und wertvolle Impulse für die Praxis und Wissenschaft liefert. Wir wissen zu schätzen, dass Sie Ihre Zeit und Ihr Wissen zur Verfügung gestellt haben.

Ein weiterer Dank gebührt dem facultas Verlag für unsere langjährige und überaus konstruktive Zusammenarbeit bei der Gestaltung unseres Fachtagungsbandes.

Wir hoffen, dass dieser Band für Leser*innen ebenso anregend und gewinnbringend sein wird wie für uns Herausgeberinnen.

Wien, im Herbst 2025 Cornelia Kures & Sarah Ressl

## Literatur und Quellen

Goldgruber, J., Dohr, S. & Hartiner, G. (2023). Migration – Herausforderungen und Chancen für die Zukunft der Pflege. Procare, 3, 52–55.

Juraszovich, B., Rappold, E. & Gyimesi, M. (2023). Pflegepersonalprognose. Update bis 2050. Aktualisierung der Pflegepersonalbedarfsprognose 2030. Ergebnisbericht. Gesundheit Österreich.

# Internationale Pflegekräfte in Österreich – Entwicklungen, Herausforderungen und Perspektiven

**Elisabeth Rappold**

## Kurzfassung

Der Pflegekräftebedarf zählt zu den drängendsten Herausforderungen des österreichischen Gesundheits- und Pflegesystems. Die demografische Entwicklung, strukturelle Herausforderungen im Pflegesektor und die hohe Belastung des Personals führen zu einem zunehmenden Ungleichgewicht zwischen Pflegebedarf und verfügbaren Fachkräften. Laut der aktualisierten Pflegepersonalbedarfsprognose bis 2050 der Gesundheit Österreich GmbH (GÖG) werden in Österreich bis dahin rund 196.500 zusätzliche Pflege- und Betreuungspersonen benötigt, um den aktuellen Versorgungsstand aufrechtzuerhalten (Juraszovich et al., 2023). Um dem zu begegnen, werden verschiedene Maßnahmen gesetzt; eine davon ist, Pflegekräfte systematisch aus dem Ausland zu rekrutieren.

## 1 Hintergrund

Die demografische Entwicklung in Österreich ist durch eine demografische Alterung der Bevölkerung gekennzeichnet. Bereits heute sind über 20 Prozent der Bevölkerung älter als 65 Jahre und der Anteil der über 85-Jährigen wird sich laut Statistik Austria bis zum Jahr 2050 nahezu verdoppeln (Statistik Austria, 2024). Diese Altersgruppe weist einen besonders hohen Pflegebedarf auf. Parallel dazu nimmt der Anteil der erwerbsfähigen Bevölkerung ab, was die Rekrutierung von Pflegekräften zunehmend erschwert. Der daraus resultierende Fachkräftemangel im Pflegebereich hat vielfältige Auswirkungen. Dazu zählen die Überlastung des bestehenden Personals, die Schließung von Pflegeeinrichtungen und Krankenhausstationen, verkürzte Aufenthaltsdauern in Krankenhäusern sowie eine steigende Belastung pflegender Angehöriger. Eine Studie der AK Steiermark zeigt, dass 20,34 Prozent der befragten Pflegekräfte eine Verschlechterung ihrer Arbeitsbedingungen in den vergangenen Jahren wahrnehmen (IGSF, 2024).

## 2 Maßnahmen, um dem Bedarf zu begegnen

Die Bundesregierung hat mit dem Pflegeausbildungs-Zweckzuschussgesetz finanzielle Anreize geschaffen, um mehr Menschen für Pflegeberufe zu gewinnen. Dazu zählen das Pflegestipendium, kostenlose Ausbildung und durchlässige Ausbildungswege. Weitere Maßnahmen zur Verbesserung der Arbeitsbedingungen umfassen faire Entlohnung, flexible Arbeitszeitmodelle, Schwerarbeitspension für Pflegekräfte und bessere Vereinbarkeit von Beruf und Familie. Der Einsatz digitaler Technologien kann Pflegekräfte entlasten, z. B. durch digitale Pflegedokumentation, Telepflege und automatisierte Abläufe.

Ein Teil des Bedarfs wird bereits heute durch Pflegekräfte aus dem Ausland gedeckt. Diese machen laut Gesundheitsberuferegister über 15 Prozent des Pflegepersonals aus (Pilwarsch, 2025). Eine ethisch verantwortungsvolle Anwerbung, wie sie vom Bundesministerium für Arbeit, Soziales, Gesundheit, Pflege und Konsumentenschutz (BMASGPK) empfohlen wird, basiert auf Freiwilligkeit, Transparenz, fairen Arbeitsbedingungen und der Vermeidung von Brain Drain. Im Folgenden wird auf diese Aspekte eingegangen.

## 2.1 Systematische internationale Anwerbung durch Agenturen

Die internationale Rekrutierung von Pflegefachpersonen stellt einen relevanten, zugleich aber ambivalenten Ansatz zur Bewältigung des Fachkräftemangels dar. Einzelinitiativen von Einrichtungen oder Trägern, meist durch Agenturen organisiert, können kurzfristig personelle Engpässe lindern, erzeugen jedoch strukturelle Probleme: Sie verstärken Konkurrenzmechanismen zwischen Sektoren, führen zu Doppelstrukturen in der Integration und bergen das Risiko, dass ökonomische Gesichtspunkte über qualitative und ethische Standards gestellt werden.

Dieses fragmentierte Vorgehen ist mit erheblichem Koordinationsaufwand und Kosten verbunden, da zahlreiche Einzelprojekte parallel betrieben werden. Die Bundesarbeitsgemeinschaft Freie Wohlfahrt (BAG) betont, dass die Gewinnung ausländischer Pflegekräfte für die Deckung des künftigen Personalbedarfs unverzichtbar sein wird. Zugleich spricht sie sich für zentral gesteuerte, qualitätsgesicherte und bundeseinheitliche Rekrutierungsprogramme in Zusammenarbeit mit staatlichen oder gemeinnützigen Partnern aus, um die bislang vorherrschende, zersplitterte Einzelanwerbung abzulösen (BAG, 2024). Eine bundeseinheitlich koordinierte Strategie kann wahrscheinlich nur dann wirksam werden, wenn sie neben der reinen Personalgewinnung auch die Verbesserung der Arbeitsbedingungen, klare Integrationsstrukturen (Sprachförderung, Anerkennung, berufliche Sozialisation) sowie eine gerechte innerösterreichische Verteilung umfasst. Internationales Recruiting ist ein Baustein, um die Versorgungssicherheit langfristig zu stabilisieren, es ist eine Chance, neues pflegefachliches Wissen, welches internationale Pflegekräfte mitbringen, systematisch in die Praxis zu integrieren und kann so neue Impulse setzen.

# 3 Internationale Pflegekräfte in Österreich – Status quo

Der Pflegekräftebedarf in Österreich ist seit Jahren ein zentrales Thema im Gesundheits- und Pflegewesen. In den letzten Jahren wurde internationales Recruiting als Strategie zur Deckung des steigenden Bedarfs immer zentraler. Rund 15 Prozent der Personen in den Gesundheits- und Krankenpflegeberufen (GuK-Berufe, das sind diplomierte Gesundheits- und Krankenpflegepersonen – DGKP, Pflegefachassistent*innen – PFA sowie Pflegeassistent*innen – PA) besitzen eine ausländische Staatsangehörigkeit. Ein erheblicher Anteil stammt dabei aus Nachbarländern wie Deutschland, der Slowakei, Ungarn und Slowenien. Darüber hinaus sind auch Pflegekräfte aus Rumänien, Bosnien und Herzegowina, Kroatien, Polen, Serbien, Tschechien, Italien, Indien und den Philippinen vertreten. Insgesamt sind über 130 verschiedene Nationalitäten im österreichischen Pflegesystem tätig, wobei viele davon jeweils nur einen sehr kleinen Anteil ausmachen (Pilwarsch, 2025). In Abbildung 1 werden die Ausbildungsabschlüsse nach Berufsgruppen und Herkunft dargestellt.

Aus den Jahresberichten des Gesundheitsberuferegisters geht hervor, dass die Zahl ausländischer Pflegekräfte in den letzten fünf Jahren kontinuierlich gestiegen ist. Während 2019 (Rappold et al., 2020) etwa 10 Prozent der Pflegekräfte im Ausland ausgebildet worden sind, liegt dieser Anteil 2024 bereits bei über 15 Prozent (Pilwarsch, 2025). Besonders auffällig ist der Zuwachs bei den Pflegefachassistent*innen; dies liegt vermutlich daran, dass DGKP aus Drittstaaten während des Nostrifikationsverfahrens bereits als PFA tätig sind.

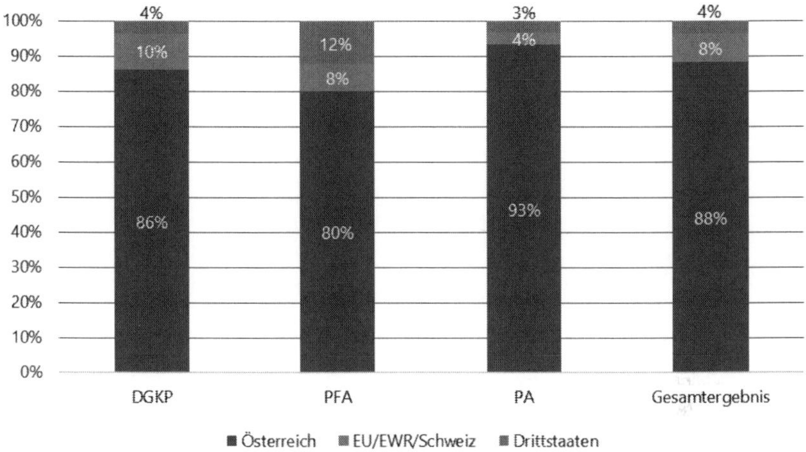


| Land der beruflichen Erstausbildung | DGKP | PFA | PA | Summe |
|---|---|---|---|---|
| Österreich | 95.427 | 6.855 | 55.799 | 158.080 |
| EU/EWR/Schweiz | 11.063 | 685 | 2.254 | 14.002 |
| Drittstaaten | 4.076 | 1.030 | 1.853 | 6.959 |
| Summe | 110.566 | 8.570 | 59.905 | 179.041 |

Quelle: GBR; Darstellung: GÖG

**Abbildung 1:** GuK-Berufe – Ausbildungsabschlüsse nach Qualifikation und Land in Prozent und in absoluten Zahlen, Stand 31. 12. 2024 (ausgewertete n = 179.041)

## 3.1 Ausgewählte Herkunftsländer und deren Bedeutung

In Indien und den Philippinen stellt die Ausbildung von Pflegefachkräften für andere Länder ein Geschäftsmodell dar, welches als „train for export“ bezeichnet wird (Buchan et al., 2022, S. 41). Häufig wird an privaten Pflegeschulen für den Bedarf in verschiedenen Zielländern ausgebildet. In Indien ist dieser Trend deutlich sichtbar: „There were only 30 colleges offering the internationally desired BSc in nursing in 2000; this had grown to 1,326 by 2010, and 1,996 by 2020 [...]. Nearly all of these colleges (1,833: 92 %) are in the private sector“ (Buchan et al., 2022, S. 41). Die Philippinen gelten international als eines der wichtigsten Herkunftsländer für Pflegekräfte. Das Land verfügt über ein gut etabliertes Ausbildungssystem und exportiert seit Jahrzehnten Pflegekräfte. Die Agentur „Philippine Overseas Employment Administration – POEA“ kümmert sich um diese Aktivitäten. Allein in den USA arbeiten rund 150.000 Pflegepersonen aus den Philippinen. Weitere Zielländer sind Saudi-Arabien, in Europa vor allem Großbritannien, aber auch andere, und Australasien – insbesondere Singapur, Neuseeland und Australien (Buchan et al., 2022). In Österreich wird neben den Philippinen aus Tunesien, Vietnam und Kolumbien Personal angeworben (ÖIF, 2024).

# 4 Ethische Anwerbung internationaler Pflegekräfte: Verantwortung, Standards und globale Auswirkungen

Der weltweite Bedarf an Pflegekräften hat in vielen Ländern zu einer verstärkten internationalen Anwerbung geführt. Österreich ist dabei keine Ausnahme. Doch diese Entwicklung wirft auch ethische Fragen auf: Wie kann sichergestellt werden, dass die Anwerbung fair, transparent und nachhaltig erfolgt – sowohl für die Pflegekräfte als auch für ihre Herkunftsländer? Zudem ist für Herkunftsländer, die sich auf den „Export“ von Pflegekräften spezialisiert haben, die Ausbildung für das Zielland nicht immer einfach. Ortiga hat dies für die Philippinen erforscht und schreibt über die Herausforderungen, Pflegepersonen für das Ausland auszubilden: „[...] Filipino nurse educators [have] to negotiate an overloaded curriculum, the influx of aspiring migrants into nursing programs, and erratic labor demand cycles overseas“ (Ortiga, 2014). Vor diesem Hintergrund muss im Rahmen der Nostrifikation sehr genau auf die erworbenen Kompetenzen geachtet werden.

## 4.1 Migration – ein weltweites Phänomen

Laut der Weltgesundheitsorganisation (WHO) hat sich der Mangel an Pflegepersonen etwas verbessert, aber „[t]he global stock of nurses is 29.8 million in 2023 and reflects growth from the previous report (27.9 million in 2018); however, the global distribution and density of nurses in 2023 is highly inequitable and it masks a shortage of 5.8 million nurses" (WHO, 2025, S. ix). Besonders betroffen sind Länder in Afrika und Asien, wo die medizinische Versorgung ohnehin prekär ist. Wenn diese Länder zusätzlich qualifiziertes Personal verlieren, verschärft sich die Lage dramatisch. Der „Care Drain" führt nicht nur zu einer Verschlechterung der Gesundheitsversorgung, sondern auch zu einem Verlust von Investitionen in die Ausbildung dieser Fachkräfte.

Gleichzeitig ist es schwierig, Migration zu verhindern. Pflegekräfte entscheiden sich freiwillig für eine Auswanderung – getrieben von sogenannten Push-Faktoren wie niedrigen Löhnen, schlechten Arbeitsbedingungen, politischer Instabilität oder fehlenden Karriereperspektiven im Herkunftsland. Demgegenüber stehen Pull-Faktoren wie höhere Gehälter, bessere Arbeitsbedingungen, soziale Sicherheit und berufliche Entwicklungsmöglichkeiten im Zielland.

Die Verantwortung der Zielländer liegt darin, diese Migration nicht einseitig zu ihren Gunsten auszunutzen. Der WHO-Verhaltenskodex zur internationalen Anwerbung von Gesundheitsfachkräften fordert Transparenz, Fairness und Partnerschaftlichkeit. Zielländer sollen Herkunftsländer nicht systematisch ausbluten lassen, sondern durch bilaterale Abkommen, Ausbildungskooperationen und Rückkehrprogramme zur Stabilisierung beitragen.

## 4.2 Der WHO-Verhaltenskodex

Der globale Verhaltenskodex der Weltgesundheitsorganisation (WHO) für die internationale Anwerbung von Gesundheitsfachkräften wurde 2010 verabschiedet (WHO, 2010b). Er enthält freiwillige Leitlinien für Herkunfts- und Zielländer sowie für Arbeitgeber*innen und Vermittlungsagenturen. Der Kodex betont die Notwendigkeit, Gesundheitssysteme in den Herkunftsländern nicht zu schwächen, sondern durch Partnerschaften und Investitionen zu stärken. Besonders hervorgehoben wird die Vermeidung von aktiver Anwerbung in Ländern mit kritischem Fachkräftemangel, wobei gleichzeitig darauf hingewiesen wird, dass Gesundheitsfachkräfte aller Länder die Möglichkeit haben sollten, sich für eine Migration zu entscheiden. Der Verhaltenskodex bietet grundsätzlich eine gute Orientierung, auf welche Aspekte geachtet werden sollte. Gleichzeitig kritisiert Angenendt, dass der Code auf Annahmen basiert, z. B. das Konzept des „kritischen Mangels" unzureichend beschrieben ist und die festgelegten Grenzwerte keine ausreichende Aussagekraft über die Gesundheitssituation in einem Land zulassen (Angenendt et al., 2024).

## 4.3 Empfehlungen und Maßnahmen des BMASGPK

Das BMASGPK hat einen Leitfaden für die ethische internationale Anwerbung von Gesundheits- und Krankenpflegepersonal veröffentlicht (BMASGPK, 2024). Dieser orientiert sich am WHO-Verhaltenskodex und formuliert zentrale Prinzipien: Transparenz, Freiwilligkeit, faire Arbeitsbedingungen und Gleichbehandlung. Ziel ist, sowohl die Rechte der Pflegekräfte als auch die Interessen der Herkunftsländer zu schützen. Der Leitfaden richtet sich an alle Akteur*innen (Bund, Bundesländer, Gemeinden, Arbeitgeber*innen, Agenturen), die Gesundheits- und Krankenpflegepersonal aus dem Ausland, insbesondere aus Drittstaaten, anwerben, und betont die Verantwortung der Arbeitgebenden, für faire Rahmenbedingungen zu sorgen.

## 4.4 Der IRIS-Standard der IOM

Die International Organization for Migration (IOM) hat mit dem IRIS-Standard ein umfassendes Rahmenwerk für ethische Rekrutierung geschaffen. IRIS steht für International Recruitment Integrity System. Der Standard basiert auf sieben Prinzipien, darunter Rechtskonformität, Transparenz, Schutz der Rechte von Migrant*innen sowie das Employer-Pays-Prinzip. IRIS dient als Grundlage für Vermittlungsagenturen und unterstützt Regierungen und Unternehmen bei der Umsetzung fairer Rekrutierungspraktiken über alle Berufssparten hinweg. Ziel ist es, internationale Arbeitsmigration sicher, geordnet und menschenwürdig zu gestalten.

## 4.5 Das Employer-Pays-Prinzip

In Deutschland wurde ein Verein gegründet, der sich der ethischen, fairen und transparenten Anwerbung internationaler Pflegekräfte für Deutschland verschrieben hat. Mitglieder sind große Träger wie die Charité – Universitätsmedizin Berlin, aber auch die DeFa – Deutsche Fachkräfteagentur für Gesundheits- und Pflegeberufe GmbH. Ein zentrales Element ethischer Anwerbung ist das Employer-Pays-Prinzip. Es besagt, dass alle Kosten der Rekrutierung – etwa für Sprachkurse, Visum, Anerkennungsverfahren oder Reisekosten – von den Arbeitgebenden getragen werden müssen (GAPA, 2025). Pflegekräfte dürfen nicht für ihre eigene Anwerbung bezahlen, da dies zu Verschuldung, Abhängigkeit und Ausbeutung führen kann. Dieses Prinzip wird auch von der WHO, der International Labour Organization (ILO) und der International Organization for Migration (IOM) unterstützt. Eine derartige Bewegung fehlt derzeit in Österreich.

## 4.6 „Triple Win"-Programm

Ein Beispiel für eine faire Anwerbung ist das „Triple Win"-Programm der Deutschen Gesellschaft für Internationale Zusammenarbeit (GIZ), das Pflegekräfte aus Ländern mit Fachkräfteüberschuss, wie Bosnien und Herzegowina, den Philippinen, Tunesien, Indonesien, Jordanien und Indien (Kerala und Telangana), rekrutiert. Dabei wird sichergestellt, dass die Herkunftsländer nicht unter einem Mangel leiden und die Pflegekräfte umfassend vorbereitet und begleitet werden. Triple Win bedeutet:

1. „Die Arbeitsmärkte der Herkunftsländer werden entlastet.
2. Geldsendungen der Pflegekräfte stoßen entwicklungspolitische Impulse in ihren Herkunftsländern an.
3. Der Fachkräftemangel in Deutschland wird gemindert."
   (GIZ, 2025)

Seit 2013 wurden über dieses Programm 6.200 Personen für Deutschland gewonnen.

# 5 Push- und Pull-Faktoren im internationalen Pflegekontext

Die internationale Migration von Pflegekräften ist ein komplexes Phänomen, das durch eine Vielzahl an Faktoren beeinflusst wird. Im Zentrum stehen sogenannte Push- und Pull-Faktoren, die entweder zur Auswanderung aus dem Herkunftsland drängen oder zur Einwanderung in ein Zielland anregen. In der Regel sind die Länder des globalen Nordens die Zielländer und Länder aus dem globalen Süden eher die Herkunftsländer. Laut WHO sind insbesondere Länder mit schwachen Gesundheitssystemen und begrenzten Ressourcen von einer Abwanderung qualifizierter Pflegekräfte betroffen (WHO, 2010a).

## 5.1 Push-Faktoren: Gründe für die Auswanderung/ Pull-Faktoren: Anreize im Zielland

Push-Faktoren sind Bedingungen im Herkunftsland, die Pflegekräfte (oder auch andere) zur Migration bewegen. Dazu zählen primär geringe Löhne und schlechte Arbeitsbedingungen, mangelnde berufliche Entwicklungsmöglichkeiten, politische Instabilität oder wirtschaftliche Unsicherheit sowie erlebte Überlastung und Personalmangel (Witter et al., 2020). Diese Faktoren führen auch dazu, dass bereits Studierende darüber nachdenken, das Heimatland nach Ende der Ausbildung zu verlassen (Karatiken et al., 2024).

Pull-Faktoren sind Anreize, die Pflegekräfte dazu bewegen, in ein bestimmtes Zielland zu migrieren. Im Kontext des internationalen Pflegekräftebedarfs spielen sie eine zentrale Rolle, da sie gezielt genutzt werden, um Fachkräfte aus dem Ausland zu gewinnen.

Zu den wichtigsten Pull-Faktoren gehören höhere Gehälter und bessere Arbeitsbedingungen, Karrierechancen und Weiterbildungsmöglichkeiten, aber auch berufsunabhängige Aspekte wie stabile politische und wirtschaftliche Rahmenbedingungen, Rechtssicherheit und soziale Stabilität. Diese Faktoren sind über Jahrzehnte konstant (Toyin-Thomas et al., 2023).

## 5.2 Die internationale Migration von Pflegekräften ist ein zweischneidiges Schwert

Während Zielländer wie Österreich vom Zuzug qualifizierter Fachkräfte profitieren, stehen Herkunftsländer oft vor erheblichen Herausforderungen. Die Abwanderung gut ausgebildeter Pflegekräfte kann dort tiefgreifende soziale und gesundheitspolitische Folgen haben, wird aber auch als „driver of human development" (McAuliffe, 2024, S. 6) gesehen.

Ein zentrales Problem ist der Verlust qualifizierter Fachkräfte, auch bekannt als Brain Drain. Wenn erfahrene Pflegekräfte in Industrieländer abwandern, fehlen sie in den Herkunftsländern – oft in Ländern, die ohnehin unterversorgt sind. Dies führt zu einer Schwächung der lokalen Gesundheits- und Pflegeversorgung bzw. zu einem Zurückdrängen der Versorgung in den familiären Bereich. Neben den strukturellen Folgen hat die Migration auch soziale Auswirkungen: Familien werden getrennt, Kinder wachsen ohne Elternteile auf und Gemeinschaften verlieren wichtige Bezugspersonen. Diese sozialen Kosten sind schwer messbar, aber sie beeinflussen die Lebensqualität und das soziale Gefüge in den Herkunftsländern nachhaltig. Gleichzeitig bringt die Migration auch positive Effekte mit sich. Rücküberweisungen (Remittances) spielen eine zentrale Rolle für die wirtschaftliche Stabilität in den Familien vieler Herkunftsländer (Leichsenring et al., 2022). Die Top 5 von Rücküberweisungen betroffenen Länder sind Indien, Mexiko, China, die Philippinen und Frankreich (McAuliffe, 2024). Laut dem Weltmigrationsbericht stiegen die internationalen Rücküberweisungen zwischen 2000 und 2022 von 128 auf 831 Milliarden US-Dollar. Davon gingen 647 Milliarden US-Dollar in Länder mit niedrigem und mittlerem Einkommen (McAuliffe, 2024, S. 5).

Ein positiver Aspekt von Migration ist der Wissenstransfer: Pflegekräfte, die im Ausland arbeiten, erwerben neue bzw. andere Kompetenzen und bringen diese bei der Rückkehr oder durch digitale Vernetzung in ihre Heimatländer beziehungsweise erhalten die Zielländer durch ihre Kompetenzen neue Impulse. Dieses Phänomen wird als Brain Circulation bezeichnet und kann langfristig zur Verbesserung der Pflegequalität beitragen (Ette & Witte, 2021). Zielländer wie Österreich profitieren in mehrfacher Hinsicht von der Migration ausländischer Pflegekräfte. Sie bringen nicht nur hohe fachliche und interkulturelle Kompetenzen mit, sondern auch soziale Resilienz (Mohammadi, 2024). Ihre Präsenz fördert zudem kulturelle Vielfalt im Gesundheits- und Pflegesystem und eröffnet neue Perspektiven für interprofessionelle Zusammenarbeit und Pflegeverständnisse. Dies kann dazu führen, die Resilienz von Teams zu fördern. Umgekehrt sind österreichische Pflegekräfte mit anderen Vorstellungen von Pflege, anderen Arbeitsweisen oder einer anderen Vorstellung von Autonomie konfrontiert. Damit die Integration ausländischer Pflegekräfte gut gelingt, braucht es gezielte Maßnahmen: etwa zur sprachlichen Förderung, interkulturellen Schulung und sozialen Begleitung. Sprachliche und kulturelle Barrieren können die Kommunikation im Team, mit Patient*innen, Bewohner*innen sowie Klient*innen erschweren und zur Frustration führen. Um die Potenziale der Migration voll auszuschöpfen, sind strukturierte Programme zur Integration und beruflichen Weiterentwicklung unerlässlich – sowohl im Interesse der Pflegekräfte als auch im Interesse der Versorgungssicherheit im Zielland.

Die internationale Pflegekräftemigration ist ein globales Phänomen, das nur durch partnerschaftliche Zusammenarbeit, ethische Standards und gegenseitige Verantwortung bewältigt werden kann. Herkunfts- und Zielländer müssen gemeinsam Lösungen finden, um sowohl die Bedürfnisse der Migrant*innen als auch die Stabilität der Gesundheits- und Pflegesysteme zu gewährleisten.

## 6 Maßnahmen zur Integration und Gleichbehandlung ausländischer Pflegekräfte in Österreich

Um Pflegekräften aus dem Ausland, unabhängig davon, ob es sich um Pflegekräfte aus Drittstaaten oder dem EU-/EWR-Raum handelt, eine faire und nachhaltige berufliche Perspektive zu bieten, braucht es eine Vielzahl an Maßnahmen – von Sprachkursen über Anerkennungsverfahren bis hin zu interkulturellen Trainings und Mentoring-Programmen.

## 6.1 Sprachkurse und interkulturelle Trainings

Das Förderangebot des Österreichischen Integrationsfonds umfasst z. B. Förderungen für Berufsanerkennung, Studienbeiträge und Onlinekurse. Der Österreichische Integrationsfonds (ÖIF) bietet spezielle Deutschkurse für Pflegekräfte aus dem Ausland an, um die sprachliche Integration zu fördern. Zusätzlich werden interkulturelle Trainings wie das Erasmus+-Projekt „WeCare4U" entwickelt, um Pflegekräfte auf kulturelle Unterschiede im Arbeitsalltag vorzubereiten. Diese Trainings stärken die interkulturelle Kompetenz und reduzieren Missverständnisse im Team sowie mit den Patient*innen (ipcenter, 2025). Seitens der Einrichtungen können z. B. Mentoring-Programme organisiert werden, um neue internationale Pflegekräfte zu begleiten. Seitens der Träger gibt es kein einheitliches Employer-Pays-Vorgehen.

## 6.2 Anerkennung ausländischer Abschlüsse

Die Anerkennung ausländischer Pflegeabschlüsse (aus dem EU- und EWR-Raum) erfolgt über das BMASGPK. Neben dem regulären Verfahren gibt es ein verkürztes One-Stop-Verfahren, das die Anerkennung innerhalb einer Stunde ermöglicht (Details: BMASGPK, 2025a). Für die Anerkennung von Ausbildungen aus Drittstaaten sind die Länder bzw. Fachhochschulen zuständig.

## 6.3 Erleichterungen für ausländische Pflegekräfte beim Berufseinstieg in Österreich

Um Personen aus Drittstaaten den raschen Einstieg in ihren erlernten Pflegeberuf zu ermöglichen, wurden im Rahmen der Pflegereform in den letzten Jahren mehrere Maßnahmen umgesetzt:

### Vereinfachte Gleichwertigkeitsprüfung

Die Anerkennung ausländischer Ausbildungen für DGKP erfolgt an Fachhochschulen (§ 6 FHStG Abs. 6) und für PA/PFA durch die Länder (§ 89 GuKG). Bei der Gleichwertigkeitsprüfung wird nicht mehr ein 1:1-Vergleich der Ausbildungsfächer und -stunden vorgenommen. Stattdessen wird die gesamte Qualifikation inklusive Berufserfahrung beurteilt. Ergänzungsausbildungen oder Ausgleichsmaßnahmen konzentrieren sich gezielt auf jene Inhalte und Kompetenzen, die für die Berufsausübung in Österreich erforderlich sind. Um dieses Vorhaben zu erleichtern, wurde eine Infodatenbank (https://nursinginaustria.at) eingerichtet. Diese dient einerseits zur Unterstützung der Nostrifikationsbehörden, andererseits ist sie eine Anlaufstelle für ausländische Pflegekräfte. Im Rahmen der Entwicklungsarbeiten wurde ein „Mustergutachten“ erarbeitet. Dieses wurde mit den Behörden (Fachhochschulen für DGKP bzw. Länder für PA/PFA) entwickelt und abgestimmt. Damit soll erreicht werden, dass die Umsetzung der kompetenzorientierten Begutachtung österreichweit vereinheitlicht und der Nostrifikationsprozess transparenter wird.

### Befristete Berufsausübung in niedrigeren Qualifikationsstufen

Um einen schnelleren Berufseinstieg zu ermöglichen, dürfen ausländische Pflegekräfte vorübergehend in einem niedrigeren Pflegeberuf arbeiten, bis alle Auflagen erfüllt sind:

- DGKP dürfen befristet als Pflegefachassistent*innen arbeiten (§ 31 Abs. 1a GuKG).
- PFA dürfen befristet als Pflegeassistent*innen arbeiten (§ 89 Abs. 9 GuKG).
- PA dürfen befristet unter Anleitung und Aufsicht als Pflegeassistent*innen tätig sein (§ 89 Abs. 10 GuKG).

## 6.4 Kollektivverträge und Gleichbehandlung

Kollektivverträge, die Mindestlöhne und Arbeitsbedingungen regeln, gelten für alle Beschäftigten unabhängig von deren Herkunft. Sie sind ein zentraler Bestandteil der Gleichbehandlung. Obwohl die Rahmenbedingungen für alle gleich sein sollten, zeigt sich, dass Pflegekräfte mit ausländischer Staatsbürgerschaft deutlich häufiger daran denken, den Beruf nicht bis zur Pension ausüben zu können, und häufiger einen Berufsausstieg planen. Dies wird mit geringeren Gestaltungsmöglichkeiten, höherer körperlicher Belastung und geringerer Zufriedenheit mit dem Führungsstil in Verbindung gebracht (BMASGPK, 2021). Umgekehrt muss auf soziale Ausgewogenheit gegenüber inländischen Pflegekräften geachtet werden, damit bei diesen nicht das Gefühl von Benachteiligung entsteht.

# 7 Maßnahmen in Österreich, die den Bedarf eindämmen sollen

Das Gesundheits- und Pflegewesen in Österreich steht vor Herausforderungen. Die demografische Entwicklung, der steigende Pflegebedarf und die berufsspezifischen Belastungen erfordern umfassende Strategien, um sowohl den Bedarf zu reduzieren als auch Pflegekräfte langfristig im Beruf zu halten. Um dem Bedarf zu begegnen, sind Maßnahmen auf Landesebene, auf Trägerebene, aber auch in der Bevölkerung notwendig (Rappold, 2024a). Im Folgenden wird beispielhaft auf einige eingegangen.

Die österreichische Bundesregierung hat in den letzten Jahren mehrere Reformpakete zur Stärkung des Pflegebereichs verabschiedet. Dazu zählen das Pflegeausbildungs-Zweckzuschussgesetz (PAusbZG) und das Entgelterhöhungs-Zweckzuschussgesetz (EEZG), die finanzielle Anreize für Auszubildende und Pflegekräfte schaffen (BMASGPK, 2025b).

Investitionen in Pflegeberufe allein reichen aber nicht aus, um Pflegebedürftigkeit nachhaltig zu verhindern – gefragt sind gesamtgesellschaftliche und politische Maßnahmen, die gesundheitliche Chancengerechtigkeit über die gesamte Lebensspanne fördern. Dazu zählen Frühinterventionen wie die Frühen Hilfen, gesundheitsfördernde Schulkonzepte und wohnortnahe Versorgung durch Community Health Nurses (Eberle, 2024; Rappold, 2024a). Einrichtungen können durch gezielte Personalentwicklung, stabile Dienstpläne und Unterstützung, z. B. bei der Kinderbetreuung, zur Bindung von Pflegekräften beitragen. Pflegekräfte wünschen sich mehr Mitspracherechte, Wertschätzung und (digitale) Unterstützung. Insbesondere Menschen mit Führungsverantwortung können einen großen Beitrag leisten, damit die Zufriedenheit in Teams erhalten bleibt. (Rappold et al., 2021)

Pflegekräfte selbst können durch Eigenverantwortung und berufspolitisches Engagement zur Verbesserung ihrer Arbeitsbedingungen beitragen. Studien zeigen, dass mehr Selbstbestimmung zu höherer Berufszufriedenheit und geringeren Fehlzeiten führt. Die Förderung der Selbstpflege, der Weiterbildung und der aktiven Mitgestaltung des Arbeitsumfelds sind wichtige Faktoren. Pflegekräfte, die sich als Teil eines wertgeschätzten Teams fühlen, bleiben länger im Beruf und tragen zur Qualität der Versorgung bei. (Rappold, 2024b)

Die Reduktion des Pflegebedarfs und die Bindung von Pflegekräften erfordern ein Zusammenspiel von politischen Maßnahmen, institutionellen Strategien und individueller Verantwortung. Österreich hat mit Reformen und Präventionsprogrammen erste Schritte gesetzt. Langfristig müssen diese Maßnahmen weiterentwickelt und auf allen Ebenen umgesetzt werden, um eine nachhaltige Pflegeversorgung sicherzustellen.

# 8 Fazit und Ausblick

Der Pflegekräftebedarf in Österreich ist ein vielschichtiges Problem, das strukturelle, demografische und politische Ursachen hat. Die Prognosen der GÖG zeigen deutlich, dass ohne umfassende Reformen bis 2050 ein Versorgungsengpass droht. Die bisherigen Maßnahmen – von Ausbildungsförderungen über Digitalisierung bis hin zur internationalen Rekrutierung – sind wichtige Schritte, reichen jedoch nicht aus, um die Herausforderungen langfristig zu bewältigen.

Besonders die internationale Rekrutierung muss ethisch und nachhaltig gestaltet werden, zumal der Bedarf an Pflegekräften sowie anderen Fachkräften ein weltweites Phänomen ist und daher viele Nationen betrifft.

Ziel sollte sein, dass sich Agenturen, Träger oder Länder am WHO-Verhaltenskodex und IRIS-Standard der IOM oder an der Leitlinie des BMASGPK orientieren. Ein einheitliches, bundesweit akkordiertes Employer-Pays-Prinzip könnte für mehr Fairness bei der Anwerbung sorgen. Faire Arbeitsbedingungen und transparente Verfahren sind zentrale Elemente, die Interessierten Sicherheit geben. Industrieländer wie Österreich tragen Verantwortung, Herkunftsländer nicht durch Brain Drain zu schwächen – Partnerschaften, Twinning-Programme und Rückkehrprogramme sollten zentrale Aspekte systematischer Anwerbung sein, damit Brain Circulation entsteht. Ein weiterer zentraler Aspekt ist die Integration ausländischer Pflegekräfte. Sprachkurse, interkulturelle Trainings, Mentoring und die Anerkennung von Qualifikationen sind wichtige Instrumente.

Eine weitere zentrale Maßnahme, um dem Bedarf zu begegnen, ist, in die Ausbildung und Bindung eigener Pflegekräfte zu investieren. Dazu gehören attraktive Arbeitsbedingungen, gesellschaftliche Anerkennung und berufliche Entwicklungsmöglichkeiten.

Ausreichend Pflegepersonal sicherzustellen, egal in welchem Setting, ist eine gesamtgesellschaftliche Aufgabe. Erst durch ein integriertes Maßnahmenpaket, das Politik, Einrichtungen (über alle Settings hinweg) und Pflegekräfte gleichermaßen einbindet und die Bevölkerung stärkt, um den Bedarf einzudämmen, kann eine zukunftssichere Versorgung gewährleistet werden. Eine Investition in Angehörige der Pflegeberufe ist eine Investition in ein solidarisches Gesundheitssystem – welches auf Respekt, Ressourcen und Reformen setzt.

## Literatur und Quellen

Angenendt, S., Clemens, M. & Merd, M. (2024). Der WHO-Verhaltenskodex. Eine gute Grundlage für die Rekrutierung von Gesundheitsfachkräften? SWP-Aktuell, 25. Online unter: https://www.swp-berlin.org/publications/products/aktuell/2014A25_adt_clemens_merda.pdf (Zugriff am 04. 09. 2025).

BAG (2024). Gewinnung von Pflegefachkräften im internationalen Kontext. Positionspapier der Bundesarbeitsgemeinschaft Freie Wohlfahrt (BAG). Online unter: https://www.freiewohlfahrt.at/download/informationen/2024_BAG-Positionapapier_Gewinnung_von_Pflegefachkraeften_im_internationalen_Kontext.pdf (Zugriff am 29. 08. 2025).

BMASGPK (2021). Arbeitsbedingungen in Pflegeberufen – Sonderauswertung des Österreichischen Arbeitsklima Index.

BMASGPK (2024). Leitfaden für die ethische internationale Anwerbung von Gesundheits- und Krankenpflegepersonal.

BMASGPK (2025a). Anerkennung einer ausländischen Berufsqualifikation in einem sonstigen nichtärztlichen Gesundheitsberuf. Online unter: https://www.sozialministerium.gv.at/Themen/Gesundheit/Medizin-und-Gesundheitsberufe/Anerkennung-(Berufe).html (Zugriff am 04. 08. 2025).

BMASGPK (2025b). Pflegepersonal. Online unter: https://www.sozialministerium.gv.at/Themen/Pflege/Pflegepersonal.html (Zugriff am 04. 09. 2025).

Buchan, J., Catton, H. & Shaffer, F. A. (2022). Sustain and Retain in 2022 and Beyond. Online unter: https://www.icn.ch/system/files/2022-01/Sustain%20and%20Retain%20in%202022%20and%20Beyond-%20The%20global%20nursing%20workforce%20and%20the%20COVID-19%20pandemic.pdf

Ette, A. & Witte, N. (2021). Brain Drain or Brain Circulation? Economic and Non-Economic Factors Driving the International Migration of German Citizens. In: M. Erlinghagen, A. Ette, N. F. Schneider & N. Witte (Eds.), The Global Lives of German Migrants: Consequences of International Migration Across the Life Course, 65–83. Springer International Publishing. https://doi.org/10.1007/978-3-030-67498-4_4

GAPA (2025). Gütegemeinschaft Anwerbung und Vermittlung von Pflegekräften aus dem Ausland. Online unter: https://www.faire-anwerbung-pflege-deutschland.de/ (Zugriff am 04. 09. 2025).

GIZ (2025). Deutsche Gesellschaft für Internationale Zusammenarbeit (GIZ) GmbH. Online unter: www.giz.de/de/weltweit/41533.html (Zugriff am 04. 06. 2025).

IGSF, I. G. f. S. u. F. O. (2024). Erhebung der Arbeitsbedingungen und Arbeitsbelastungen in Gesundheits- und Sozialberufen in der Steiermark.

IOM (2019). The IRIS Standard. Online unter: www.iom.int/resources/iris-standard (Zugriff am 04. 09. 2025).

ipcenter (2025). WeCare4U. Online unter: www.ipcenter.at/sprache-integration/wecare4u (Zugriff am 04. 09. 2025).

Juraszovich, B., Rappold, E. & Gyimesi, M. (2023). Pflegepersonalbedarfsprognose. Update bis 2050. Aktualisierung der Pflegepersonalbedarfsprognose 2030. Ergebnisbericht. Gesundheit Österreich.

Karatiken, C., Bağçivan, G., Tilki, R. & Karadağ, A. (2024). Nursing Students' Migration Intentions: A Comparative Study of Türkiye and The Philippines. Nursing and Health Sciences Journal (NHSJ), 4(4), 442–450.

Leichsenring, K., Kadi, S. & Simmons, C. (2022). Making the Invisible Visible: The Pandemic and Migrant Care Work in Long-Term Care. Social Sciences, 11(8), 326. Online unter: https://www.mdpi.com/2076-0760/11/8/326 (Zugriff am 04. 09. 2025).

McAuliffe, M. & Oucho, L. A. (Ed.) (2024). World Migration Report 2024. International Organization for Migration (IOM).

Mohammadi, M. (2024). Challenges of work migration for nurses. Journal of Nursing Advances in Clinical Sciences, 1(4), 228–229. https://doi.org/10.32598/jnacs.2409.1059

ÖIF (2024). Anerkennung und Nostrifizierung in der Pflege-Bedarfserhebung zu Nostrifikationslehrgängen in Gesundheits- und Krankenpflegeberufen.

Ortiga, Y. Y. (2014). Professional problems: The burden of producing the "global" Filipino nurse. Social Science & Medicine, 115, 64–71. https://doi.org/10.1016/j.socscimed.2014.06.012

Pilwarsch, J., Schichl-Zach, M., Gruböck, A., Mathis-Edenhofer, S., Wallner, A., Gyimesi, M., Czasný, I. & Huber, J. (2025). Jahresbericht Gesundheitsberuferegister 2024.

Rappold, E. (2024a). Pflege und Betreuung im Wandel. ProCare, (3), 12.

Rappold, E. (2024b). Pflegenotstand: Mittendrin oder knapp davor? Pflege Professionell, 33, 46.

Rappold, E., Juraszovich, B., Weißenhofer, S. & Edtmayer, A. (2021). Taskforce Pflege. Begleitung des Prozesses zur Erarbeitung von Zielsetzungen, Maßnahmen und Strukturen.

Rappold, E., Juraszovich, B., Zach, M., Gruböck, A. & Wallner, A. (2020). Jahresbericht Gesundheitsberuferegister 2019.

Statistik Austria (2024). Demographisches Jahrbuch 2023.

Toyin-Thomas, P., Ikhurionan, P., Omoyibo, E. E., Iwegim, C., Ukueku, A. O., Okpere, J., Nnawuihe, U. C., Atat, J., Otakhoigbogie, U., Orikpete, E. V., Erhiawarie, F., Gbejewoh, E. O., Odogu, U., Akhirevbulu, I. C. G., Kwarshak, Y. K. & Wariri, O. (2023). Drivers of health workers' migration, intention to migrate and non-migration from low/middle-income countries, 1970–2022: a systematic review. BMJ Glob Health, 8(5). https://doi.org/10.1136/bmjgh-2023-012338

WHO (2010a). User's Guide to the WHO Global Code of Pratice on the International Recruitment of Health Personnel.

WHO (2010b). WHO Global Code of Practice on the International Recruitment of Health Personnel.

WHO (2025). State of the world's nursing 2025: investing in education, jobs, leadership and service delivery.

Witter, S., Hamza, M. M., Alazemi, N., Alluhidan, M., Alghaith, T. & Herbst, C. H. (2020). Human resources for health interventions in high- and middle-income countries: findings of an evidence review. Human Resources for Health, 18(1). https://doi.org/10.1186/s12960-020-00484-w

# Nachhaltige betriebliche Integration von ausländischen Pflegefachpersonen – Erkenntnisse aus dem Projekt „WIR im Krankenhaus“

**Oliver Lauxen**

## Abstract

Der Pflegearbeitsmarkt in Deutschland ist stark angespannt. Die Anwerbung von Pflegefachpersonen im Ausland hat sich im Zuge der Entwicklung hin zu einer arbeitsmarktorientierten Zuwanderungspolitik als wichtige Strategie zur Fachkräftesicherung etabliert. Die langfristige betriebliche Integration stellt allerdings nicht selten eine Herausforderung dar. Im Projekt „WIR im Krankenhaus“ wurden die unterschiedlichen Berufsbilder in Deutschland und in den Herkunftsländern der Migrant*innen als eine Ursache für nicht gelingende betriebliche Bindung identifiziert. Irritationen oder gar Brüche in der beruflichen Identität können auf vier Ebenen beschrieben werden: auf der Handlungsebene, der Wissensebene, der normativen Ebene und der Ebene der Rollenerwartungen. Die Nachjustierung des beruflichen Selbstverständnisses kann allerdings durch die Arbeitgebenden unterstützt werden. Dazu wurden im Projekt Fortbildungen für einheimisches Pflegepersonal, Mentoring und gezielte (Nach-)Qualifizierung erprobt.

# 1 Hintergrund: Der Pflegearbeitsmarkt in Deutschland

Der Pflegearbeitsmarkt in Deutschland ist seit Längerem von deutlichen Engpässen geprägt. Die Bundesagentur für Arbeit führt die Pflegeberufe seit Jahren als sogenannte Mangelberufe an und belegt die Zuordnung mit unterschiedlichen Indikatoren (Bundesagentur für Arbeit, 2024): So fällt die Arbeitslosen-Stellen-Relation im Vergleich zu anderen Berufsgruppen besonders niedrig aus, das Arbeitsmarktangebot reicht nicht aus, um die Nachfrage der Arbeitgebenden zu decken. Die Dauer für die Besetzung einer offenen Stelle ist entsprechend deutlich länger als im Durchschnitt aller Berufe. Genaue Zahlen, wie groß der Mangel an Pflegepersonal aktuell ist, sucht man auf Bundesebene allerdings vergebens.

Auf Ebene der Bundesländer ist die Lage teilweise transparenter. Das Institut für Wirtschaft, Arbeit und Kultur (IWAK) der Goethe-Universität Frankfurt am Main hat in den vergangenen 20 Jahren regionale Arbeitsmarktmonitoringsysteme für die Pflege in Hessen und Rheinland-Pfalz aufgebaut und verstetigt. Im Auftrag der verantwortlichen Ministerien erhebt das IWAK in regelmäßigen Abständen neue Daten zur Arbeitsmarktentwicklung in den Regionen der beiden Bundesländer und kombiniert diese mit öffentlichen Statistiken. In der Folge entsteht ein umfängliches Bild der regionalen Arbeitsmarktlagen.

Anhand eines Matching-Ansatzes wird die Nachfrage nach Pflegekräften mit unterschiedlichen Qualifikationsniveaus dem Angebot auf dem Pflegearbeitsmarkt gegenübergestellt. Als Nachfrage gelten dabei die offenen Stellen für Pflegekräfte im Laufe eines Kalenderjahres in Krankenhäusern, Rehabilitationskliniken, ambulanten und stationären Pflegeeinrichtungen. Sie wird im Rahmen umfangreicher Arbeitgeberbefragungen ermittelt. Das Angebot besteht aus Absolvent*innen der jeweiligen Ausbildung, aus arbeitslos gemeldeten Pflegekräften sowie aus Pflegekräften mit anerkannten ausländischen Berufsabschlüssen. Zur Vergleichbarkeit mit der Nachfrage wird das Angebot ebenfalls für ein Kalenderjahr ermittelt.

Aktuelle Zahlen des „Hessischen Pflegemonitors" liegen für 2022 (Hessischer Pflegemonitor, 2023a), die neuesten Daten aus dem „Branchenmonitoring Pflege Rheinland-Pfalz" für 2023 vor (Lauxen & Morici, 2024). Demnach fehlten im Land Hessen 4.867 Pflegefachpersonen (mit dreijähriger Ausbildung), in Rheinland-Pfalz überstieg die Nachfrage das Angebot um 3.797 Personen. In Relation zum Beschäftigtenstand machte der Engpass in Hessen 8 Prozent, in Rheinland-Pfalz sogar 9 Prozent aus. In anderen Worten: Um die Lücke zu schließen, hätte die Zahl der Beschäftigten um 8 bzw. 9 Prozent erweitert werden müssen.

Auch in den beiden Assistenzberufen mit einjähriger Ausbildung bestanden in beiden Bundesländern Engpässe: In Hessen fehlten 1.339 Altenpflegehelfer*innen und 541 Krankenpflegehelfer*innen, was 22 bzw. 15 Prozent des jeweiligen Beschäftigtenstandes entspricht. In Rheinland-Pfalz entsprach die Lücke 208 Personen bzw. 5 Prozent der Beschäftigten in der Altenpflegehilfe und 219 Personen bzw. 11 Prozent in der Krankenpflegehilfe. Weitere Berufsgruppen bzw. Qualifikationsebenen in der Pflege (akademisch qualifizierte Pflegekräfte, Pflegefachpersonen mit staatlich anerkannten Weiterbildungen, un- und angelernte Pflegehilfskräfte) sind gleichfalls von Engpässen betroffen. Dabei unterscheidet sich im regionalen Vergleich lediglich das Ausmaß der Engpässe.

Etwa 8 von 10 Pflegeeinrichtungen und ein noch etwas höherer Anteil der Krankenhäuser in Hessen gaben in den Befragungen an, Schwierigkeiten mit der Besetzung offener Stellen für Pflegefachkräfte gehabt zu haben (Hessischer Pflegemonitor, 2023a). Der Anteil liegt seit Jahren auf vergleichbarem Niveau. In Rheinland-Pfalz konnten im Jahr 2023 nahezu die Hälfte aller angebotenen Fachkraft-Stellen gar nicht besetzt werden (Lauxen & Morici, 2024). Leiharbeit ist weit verbreitet; 49 Prozent der Pflegeheime und 61 Prozent der Krankenhäuser in Hessen setzten in 2022 auf Zeitarbeit, um Engpässe zu kompensieren (Hessischer Pflegemonitor, 2023a).

In beiden Bundesländern ist zudem mit einem erheblichen Mehrbedarf an Pflegepersonal in den kommenden Jahren zu rechnen, da die Zahl der Pflegebedürftigen durch die demografische Entwicklung steigt und ein erheblicher Teil der derzeit noch tätigen Pflegekräfte in den kommenden

Jahren altersbedingt aus dem Erwerbsleben ausscheiden wird (Hessischer Pflegemonitor, 2023b; Lauxen, 2023a).

## 2 Die Anwerbung internationaler Pflegefachpersonen

Die Rekrutierung von Pflegepersonal aus dem Ausland hat sich in Deutschland in den vergangenen 10 bis 15 Jahren als Personalgewinnungsstrategie etabliert. Nach dem Anwerbestopp für Arbeitskräfte aus Drittstaaten im Jahr 1973 und der Abschottung gegenüber einer Fachkräftezuwanderung änderte sich die Migrationspolitik der Bundesrepublik Anfang der 2000er-Jahre. Zunächst wurden Green Cards für IT-Fachkräfte vergeben, im Jahr 2013 folgte dann eine Reform der Beschäftigungsverordnung, die die Migration aus Drittstaaten wesentlich erleichterte (Bogai, 2017). Zudem wurden bilaterale Vereinbarungen mit Ländern wie u. a. Serbien sowie Bosnien und Herzegowina getroffen (ebd.). Die sogenannte Westbalkanregelung (§ 26 Abs. 2 BeschäftigungsVO) ermöglicht seit 2016 auch die Zuwanderung von unqualifizierten Arbeitskräften, soweit eine verbindliche Arbeitsplatzzusage und eine Zustimmung der Bundesagentur für Arbeit vorliegen.

Migration wird in Deutschland vor allem von ihrem Arbeitsmarktpotenzial her betrachtet (Kordes et al., 2020; Rand et al., 2019), was angesichts der beschriebenen Personalsituation in der Pflege nicht verwundert. Der Pflegearbeitsmarkt ist aber weiterhin stark reguliert: Der Beruf der Pflegefachfrau bzw. des Pflegefachmannes ist reglementiert, seine Ausübung setzt eine staatliche Erlaubnis voraus. Der Zugang zum Arbeitsmarkt, die Anerkennung der Qualifikationen und die Verfahren unterscheiden sich je nachdem, ob die zuwandernde Person aus einem EU- oder einem Drittstaat stammt. Pflegefachpersonen aus EU-Staaten erhalten die Anerkennung ihres Berufsabschlusses in der Regel automatisch, allerdings nur auf Antrag und mit Nachweis ausreichender Sprachkenntnisse (i. d. R. Niveau B2). Pflegefachkräfte aus Drittstaaten benötigen neben dem Nachweis von Sprachkenntnissen auch ein Visum für die Arbeitsaufnahme. Darüber hinaus müssen sie ein Anerkennungsverfahren in demjenigen Bundesland, in dem sie berufstätig werden möchten, durchlaufen. Im Anerkennungsverfahren prüft die zuständige Behörde die Gleichwertigkeit der Ausbildungen und fordert bei Defiziten das Absolvieren einer Kenntnisprüfung oder eines Anpassungslehrgangs. Ein Anpassungslehrgang beinhaltet Praktika in mehreren Fachabteilungen eines Krankenhauses bzw. von Pflegeeinrichtungen, die auf eine Abschlussprüfung, das sogenannte Fachgespräch, vorbereiten. Die Kenntnisprüfung ist dagegen eine umfangreiche Fachprüfung, die prinzipiell auch ohne Praktikum absolviert werden kann.

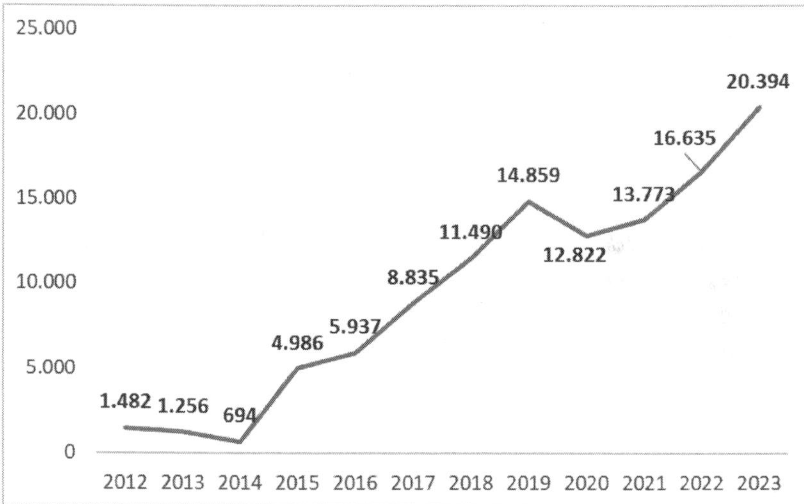


**Abbildung 1:** Anzahl der Anerkennungsverfahren für Gesundheits- und Krankenpflege/Pflegefachpersonen, 2012–2023, Deutschland (Quelle: Anerkennungsstatistik; eigene Darstellung)

Die Anzahl der Anerkennungsverfahren für Pflegefachpersonen hat laut offizieller Anerkennungsstatistik seit 2012 stark zugenommen (Böse et al., 2024). Wurden im Jahr 2012 noch 1.482 Verfahren durchgeführt, waren es im Jahr 2019 mit 14.859 Verfahren etwa zehnmal so viele. Nach einem

Corona-bedingten Einbruch im Jahr 2020 stieg die Zahl der Verfahren weiter auf 20.394 Verfahren im Jahr 2023 an (siehe Abbildung 1). Dabei hat der Anteil der EU-Bürger*innen deutlich abgenommen und der Anteil der Drittstaatler*innen stark zugenommen (Grgic et al., 2019). 2023 stammten die meisten Pflegekräfte aus den Philippinen, Tunesien, Indien, der Türkei, Bosnien und Herzegowina, Albanien und Serbien (Böse et al., 2024).

In Hessen wurden im Jahr 2022 insgesamt 1.495 ausländische Abschlüsse anerkannt (Hessischer Pflegemonitor, 2023a), in Rheinland-Pfalz wurden im Jahr 2023 insgesamt 451 Verfahren erfolgreich abgeschlossen (Lauxen & Morici, 2024). Wie bedeutsam die Zuwanderung der Fachkräfte in den beiden Ländern ist, wird ersichtlich, wenn man den Anerkennungen die Zahl der Ausbildungsabsolvent*innen im gleichen Jahr gegenüberstellt (siehe Tab. 1): In Hessen kamen 1,9 Absolvent*innen, in Rheinland-Pfalz 2,5 Absolvent*innen auf eine Fachkraft mit anerkanntem, internationalem Berufsabschluss.

**Tabelle 1:** Anerkannte ausländische Berufsabschlüsse und Absolventenzahlen im Vergleich (Quellen: Hessischer Pflegemonitor, 2023; Branchenmonitoring Pflege Rheinland-Pfalz, 2023)

| | Anerkannte ausländische Berufsabschlüsse | Absolvent*innen | Verhältnis Anerkennungen zu Absolvent*innen |
|---|---|---|---|
| Hessen (2022) | 1.495 | 2.888 | 1 zu 1,9 |
| Rheinland-Pfalz (2023) | 451 | 1.147 | 1 zu 2,5 |

Das Beschäftigungswachstum in der Pflege in Deutschland ging zuletzt mehrheitlich auf Beschäftigte mit ausländischer Staatsangehörigkeit zurück (Bundesagentur für Arbeit, 2024). Etwa 12 Prozent der im Jahr 2022 in Hessen neu eingestellten Pflegefachpersonen sind aus dem Ausland zugewandert oder angeworben worden (Hessischer Pflegemonitor, 2023a). Im Krankenhaussektor waren es sogar 23 Prozent. Nahezu die Hälfte der Kliniken hatte in 2022 aktiv angeworben. In der Altenhilfe waren Anwerbeaktivitäten etwas weniger stark verbreitet. 15 Prozent der Pflegeheime und 6 Prozent der ambulanten Pflegedienste haben Personal im Ausland angeworben.

Während der Anteil der zugewanderten Pflegefachpersonen am Personalbestand zunimmt, wird auch das Migrationsmanagement professionalisiert. Neue Arbeitsmarktakteur*innen, die im Auftrag von Krankenhäusern und Pflegeeinrichtungen einen Teil der Anwerbe- und Integrationsmaßnahmen übernehmen, spielen mittlerweile eine wichtige Rolle (Kordes et al., 2020). Allerdings bleibt die betriebliche Integration weiterhin den Arbeitgebenden überlassen. Und diese stellt sich als voraussetzungsvoll und aufwendig heraus (Bonin et al., 2014; Buchinger, 2019; Prauss & Roedenbeck Schäfer, 2020; Tewes, 2018). Negative Erfahrungen, nicht gelingende Bindung an den Betrieb, Integrationsschwierigkeiten, Abwanderung und Fluktuation sind durchaus verbreitet (Lauxen, 2021) und bildeten auch die Grundlage für das Projekt „WIR im Krankenhaus“.

# 3 Zur Integration internationaler Pflegefachpersonen – Ergebnisse aus dem WIR-Projekt

Das IWAK hatte sich bereits zwischen 2015 und 2017 mit Zuwanderungs- und Integrationsfragen auf dem hessischen Pflegearbeitsmarkt beschäftigt (Pütz et al., 2019). Im Jahr 2018 startete dann das Projekt „WIR im Krankenhaus“, das bis 2021 vom Hessischen Ministerium für Soziales und Integration im Rahmen des Programms „WIR“ („Wegweisend Integration Realisieren“) gefördert wurde. Zielsetzung des Projekts war es, Wege zur Verbesserung der Integration zugewanderter Pflegefachkräfte und zur Stärkung ihrer Bindung an den Betrieb zu finden. Dazu wurden Bedarfe erfasst und konkrete Aktivitäten geplant und umgesetzt. Als Praxispartner waren das St. Josefs-Hospital in Wiesbaden und das Ketteler-Krankenhaus in Offenbach am Main beteiligt, die beide zu diesem Zeitpunkt bereits umfangreiche Erfahrungen mit der Anwerbung von Pflegepersonal im Ausland und mit Integrationsmaßnahmen mitbrachten. Die Projektleitung lag bei der Caritas AKADEMIE St. Vincenz in Limburg, das IWAK begleitete das Projekt wissenschaftlich.

Im Projekt wurden unterschiedliche Methoden zur Erhebung von Daten – und im weiteren Projektverlauf auch zur Generierung und Evaluierung von Umsetzungsideen – genutzt. Mit 14 zugewanderten Pflegefachpersonen sowie mit zehn einheimischen Praxis- und Stationsleitungen wurden biographisch-narrative Interviews (Schütze, 1983) geführt. Die Interviews mit den Migrant*innen dienten dazu, Einblicke in Migrations- und Arbeitserfahrungen zu gewinnen. Im Projektverlauf wurden weitere, ergänzende Kurzinterviews mit Zugewanderten zu spezifischen Fragestellungen geführt. Zusätzlich fanden in monatlichen Projektgruppen Gruppendiskussionen statt – teils gemeinsam mit einheimischen und zugewanderten Pflegekräften, teils ausschließlich mit Migrant*innen.

Das Altersspektrum dieser zugewanderten Pflegefachpersonen reichte von Anfang 20 bis etwa 50. Die überwiegende Mehrheit war während der Migration in einer Partnerschaft, viele waren verheiratet, und etwa die Hälfte hatte Kinder. Mit dem Alter variierte das Ausmaß der Berufserfahrung, die die Migrant*innen in den jeweiligen Herkunftsländern erworben hatten. Die Herkunftsländer waren vor allem Staaten in Südosteuropa (Serbien, Mazedonien, Bosnien und Herzegowina, Albanien und Kroatien).

Im Folgenden wird zunächst die Motivationslage der Migrant*innen näher beschrieben (Kapitel 3.1). Anschließend werden die zum Projektstart bereits vorhandenen betrieblichen Integrationsmaßnahmen in den Blick genommen (Kapitel 3.2). Im dritten Unterkapitel geht es schließlich um die unterschiedlichen beruflichen Selbstverständnisse in Deutschland und den Herkunftsländern und wie diese die betriebliche Integration beeinträchtigen (Kapitel 3.3).

## 3.1 Motivation und Perspektiven der Migrant*innen

Die Entscheidung, nach Deutschland zu migrieren, wird von Push- und Pull-Faktoren beeinflusst. Push-Faktoren, wie politische und wirtschaftliche Instabilitäten in den Herkunftsländern, begünstigen die Migrationsentscheidung. Berichtet wurde von Korruption, Misswirtschaft und sinkenden Lohnniveaus. Ohne Beziehungen und die Zahlung eines gewissen Geldbetrags sei es oftmals schwierig, überhaupt einen Arbeitsplatz in einem Krankenhaus zu finden. Zudem seien Arbeitsverträge nicht sicher und die Löhne niedrig. In Deutschland sind Arbeitsplätze in der Pflege aufgrund des Fachkräftemangels praktisch überall zu finden, die zudem besser bezahlt werden. Die Entlohnung und die Aussicht auf einen sicheren Arbeitsplatz wirken als Pull-Faktoren. Viele zugewanderte Pflegekräfte verfügten bereits über Netzwerke aus Verwandten, Freund*innen und Bekannten in Deutschland. Darüber hatten sie Informationen über das Leben in Deutschland gesammelt, waren teilweise schon zu Besuch im Land. Für Pflegekräfte mit Kindern wirkt auch die politische, wirtschaftliche und gesellschaftliche Stabilität in Deutschland anziehend. Sie haben sich für die Migration entschieden, um ihren Kindern Sicherheit und mehr Perspektiven bieten zu können.

*„Aber ich will nicht einfach nur überleben. Ich möchte mein' Kind morgen etwas kaufen, wenn er will und nicht sagen, ja, wir warten jetzt nächste Gehalt. So ist mein' Vorstellung." (Pflegekraft aus Serbien)*

Insbesondere unter einigen der jüngeren Pflegekräfte standen die Chancen zur persönlichen Entwicklung im Vordergrund ihrer Migrationsentscheidung. Der Umzug nach Deutschland ermöglichte es ihnen, sich von ihren Eltern zu lösen und nicht nur finanziell ein selbstbestimmtes Leben zu führen. Zum Teil findet sich die Motivation, Neues zu entdecken, sich zu verändern, auch bei den erfahreneren und etwas älteren Pflegekräften. Dabei geht es um fachliche Herausforderungen, aber auch um das Leben in einem anderen Land und das Erlernen einer neuen Sprache.

Praktisch alle Projektteilnehmenden hatten das Bestreben, langfristig in Deutschland zu bleiben (Lauxen, 2023b). Die Verbesserung der Sprachkenntnisse wurde in den Interviews als wichtigstes persönliches Ziel, das sich die Zugewanderten gesetzt hatten, dargestellt.

*„Ich möchte hier bleiben und einfach hier noch Deutsch zu lernen, weil die Sprache ist ganz wichtig." (Pflegekraft aus Rumänien)*

Die Anerkennung des Berufsabschlusses, ein unbefristeter Arbeitsvertrag, die Absicherung des Aufenthaltsstatus in Deutschland und das Gelingen des Familiennachzugs sind weitere zentrale Perspektiven. Einige der Befragten dachten zudem über das Absolvieren einer Fachweiterbildung oder eines Studiums nach. Oftmals waren mögliche Karrierewege in der deutschen Pflege allerdings nur wenig bekannt und Perspektiven zur beruflichen Weiterentwicklung blieben recht vage.

Womöglich sind die Motivationen und Perspektiven, wie sie im WIR-Projekt rekonstruiert wurden (Lauxen, 2023b), durch die Herkunftsländer der im Projekt beteiligten Migrant*innen gefärbt. Es handelte sich nahezu ausschließlich um Drittstaatler*innen aus den Balkan-Staaten, deren Anpassungsbereitschaft an die Bedingungen der deutschen Krankenpflege weit stärker ausgeprägt scheint als bei Pflegefachpersonen aus EU-Staaten (Lauxen & Blattert, 2020a). Sie erleben die „technische" Seite der Krankenhauspflege in Deutschland zudem als Fortschritt im Vergleich zur Situation in ihren Herkunftsländern.

## 3.2 Betriebliche Integration – eine Bestandsaufnahme

Durch die Auswertung von Interviews und Projektgruppen konnten die Migrations- und Arbeitserfahrungen in Deutschland in drei Phasen unterteilt werden (siehe Abbildung 2). Nach einer „Phase des Ankommens" folgt eine „Phase der Einarbeitung" sowie eine „Phase nach der Anerkennung" (Lauxen & Blattert, 2020a). Die Phase des Ankommens in Deutschland umfasst sowohl die Aktivitäten, die im Vorfeld der Migration durchgeführt werden (z. B. Stellensuche, Vorstellungsgespräche), als auch die ersten Tage in Deutschland. Die Phase der Einarbeitung dauert bis zur Anerkennung des Berufsabschlusses, bei Drittstaatler*innen oftmals etwa sechs Monate, teils auch deutlich länger. Anschließend beginnt die dritte Phase, in der die Migrant*innen als Pflegefachkräfte arbeiten dürfen.

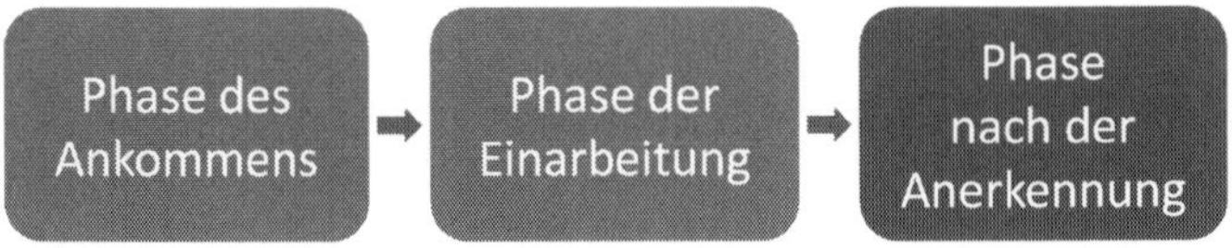


**Abbildung 2:** Phasen im betrieblichen Integrationsprozesse (eigene Darstellung)

In der „Phase des Ankommens“ waren die beiden am Projekt beteiligten Krankenhäuser zu Beginn der Projektlaufzeit bereits sehr aktiv. Die Integrationsbeauftragten stellten als feste Ansprechpersonen für die Migrant*innen umfangreiche Unterstützungsleistungen zur Verfügung. Dies erscheint auch notwendig, da das Ankommen in einem fremden Land viele Ressourcen erfordert. Unterstützungsangebote bezogen sich vor allem auf persönliche Belange, von der Bereitstellung von Wohnraum (WG-Zimmer) über Hilfe bei Behördengängen, Kontoeröffnungen und Anmeldungen beim Einwohnermeldeamt bis hin zu weiteren Alltagshilfen. Persönliche Angelegenheiten können in den ersten Tagen in Deutschland geregelt werden, da zu diesem Zeitpunkt noch kein Stationsdienst vorgesehen ist. In beiden Kliniken ist die Phase des Ankommens durchgeplant und vorbereitet. Die Integrationsbeauftragten erfragen den Stand der Integrationsbemühungen proaktiv in wöchentlichen Abständen. Zur Förderung der sozialen Integration finden mehrmals jährlich Einführungstage für neue Mitarbeitende statt.

Auch für die „Phase der Einarbeitung“ standen in beiden Krankenhäusern vielfältige Unterstützungsangebote zur Verfügung. Von Qualifizierungsangeboten und Mentoring (siehe unten) über Sprachlernangebote, Unterstützung bei der Vorbereitung des Abschlussgesprächs im Anpassungslehrgang bis hin zur Unterstützung durch die Integrationsbeauftragten beim Familiennachzug und anderes mehr. Wie der Übergang von der zweiten in die dritte Phase begleitet werden kann, bleibt allerdings unklar. Im Projekt fehlte es letztlich an der Zeit für die Bearbeitung dieser Fragestellung, da auf die „Phase der Einarbeitung“ fokussiert wurde. Dass der Schritt von der „Pflegefachkraft in Anerkennung“ zur „vollwertigen“ Pflegefachkraft mit Herausforderungen und weiteren Unterstützungsbedarfen einhergeht, wurde aber häufig benannt.

Bei allen Unterstützungsangeboten und den beschriebenen Bleibeabsichten der Migrant*innen stellt sich die Frage, weshalb nachhaltige Bindung und Integration mitunter nicht gelingen. Die Ursachen dürften im Einzelfall variieren, ein grundlegendes Problem dürften aber die unterschiedlichen Berufsbilder in Deutschland und in den Herkunftsländern darstellen. Wie diese die Integrationsbemühungen konterkarieren können, wird im Folgenden ausführlicher beschrieben.

### 3.3 Hürden für die Integration – Irritationen und Brüche im beruflichen Selbstverständnis

In der Ausbildung setzt man sich mit berufsbezogenen und gesellschaftlichen Rollenerwartungen, Wertvorstellungen und Haltungen auseinander und entwickelt eine berufliche Identität bzw. ein berufliches Selbstverständnis (Clement, 2020). Vorbilder sind in diesem Prozess der beruflichen Sozialisation überaus bedeutsam (Flaiz, 2019). Das berufliche Selbstverständnis kann individuell unterschiedlich stark ausgeprägt und bedeutsam sein und kann sich im Laufe des Erwerbslebens verändern (Kirpal, 2006). Oft sind den Berufsangehörigen gar nicht alle Facetten ihrer beruflichen Identität bewusst (Clement, 2021), was gerade in der Auseinandersetzung mit Berufsangehörigen, die in anderen Ländern und anderen Kontexten sozialisiert worden sind, zu Missverständnissen und Fehldeutungen führen kann. Dies gilt umso mehr, wenn „der Status von Migrant*innen in Ermangelung eines anerkannten Berufsabschlusses, [im Kontext] fehlender Sprachkompetenzen und offenkundig fehlenden fachpraktischen Wissens geschwächt ist“ (Lauxen & Blattert, 2021a, S. 79).

Die befragten Pflegefachpersonen im Projekt „WIR im Krankenhaus“ beschrieben Irritationen und Brüche in ihrem beruflichen Selbstverständnis auf vier unterschiedlichen Ebenen (Lauxen & Blattert, 2021a): auf der Handlungsebene, der Wissensebene, der Ebene der Rollenerwartungen und der normativen Ebene (siehe Abbildung 3).

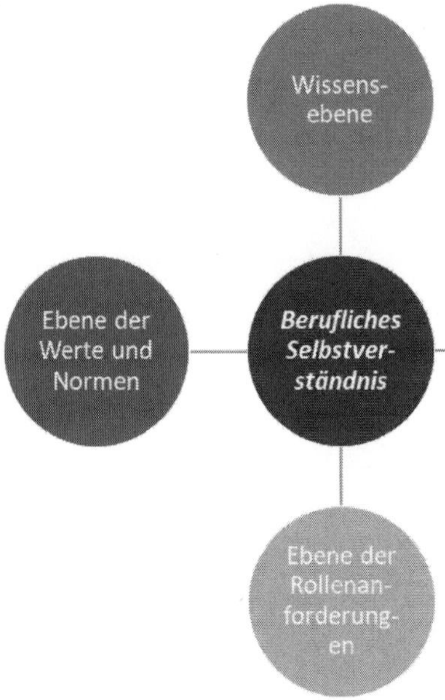


**Abbildung 3:** Ebenen, auf denen das berufliche Selbstverständnis von Migrant*innen tangiert wird (eigene Darstellung)

Auf der **Handlungsebene** kommt es zu Irritationen durch das vergleichsweise breite und sehr stark grundpflegerisch ausgerichtete Aufgabenspektrum der Pflege in Deutschland. Teilweise zählen die Übernahme der Körperpflege, die Begleitung bei Toilettengängen oder die Unterstützung bei der Nahrungsaufnahme in den Herkunftsländern nicht zum Aufgabenspektrum von Pflegefachpersonen. Stattdessen übernehmen Pflegefachkräfte dort häufiger arztnahe Tätigkeiten, die im Vergleich zur körpernahen Pflege zudem als höherwertiger angesehen werden.

*„Alles, was medizintechnisch ist, macht eine Schwester und die ist so wie die Hilfe des Arztes, die Aushilfe vom Arzt sozusagen." (Pflegekraft aus Serbien)*

*„Und hier hab' ich das erste Mal gelernt, zum Beispiel, wie soll ich in Praxis die Patienten waschen, mobilisieren und das alles. Ich hab' das früher gelernt, aber nur vom Buch, theoretisch. Hab' ich nicht gemacht." (Pflegekraft aus Mazedonien)*

Auf der **Wissensebene** fehlen Kenntnisse der diversen technischen Geräte und Materialien, die in der deutschen Krankenhauspflege eingesetzt werden, beispielsweise zum Umgang mit Blutzuckermessgeräten oder AV-Pumpen. Da der technische Stand in Deutschland jedoch begeistert, bereitet die Aneignung entsprechenden Wissens weit weniger Schwierigkeiten als der Umgang mit der Pflegeprozessdokumentation, mit Expertenstandards oder mit pflegerischen Konzepten wie Kinästhetik.

*„Dokumentation ist anders. Nicht wie hier. (...) Nur Vitalzeichen, Blutdruck, Puls, wenn du einen Dauerkatheter ausleerst, die Menge, das darfst du eintragen.“ (Pflegekraft aus Serbien)*

Aus den unterschiedlichen Tätigkeitsprofilen, Formen der Arbeitsorganisation und der Arbeitsteilung resultieren unterschiedliche **Rollenerwartungen**. Einige Tätigkeiten, die im Herkunftsland übernommen wurden, dürfen die Zugewanderten in Deutschland nicht mehr ausüben.

*„Magensonden wollte ich auch legen anfangs. Da war ich, glaub‘ ich, ein‘ Monat ... und da hat sich eine Patientin eine Magensonde gezogen. Ich wusste gar nicht, dass ich das nicht darf. Hat ein Kollege so ein Geschiss gemacht, die Patientin hätte aspirieren können. Ich so: ‚Ja, ich hab‘ so viele Magensonden gelegt ((lacht)), es hat keiner aspiriert. Wo ist da das Problem?‘ Aber das ist hier auch eher Arztarbeit.“ (Pflegekraft aus Serbien)*

Andererseits ist die Vielfalt an Aufgaben in Deutschland hoch, und Arbeitsdichte sowie Arbeitstempo sind höher als in den Herkunftsländern. Gleichzeitig genießt der Pflegeberuf aus Sicht der Zugewanderten – anders als in den Herkunftsländern – kein hohes Ansehen. Vor allem in Interviews mit berufserfahrenen Pflegekräften finden sich Aussagen, die auf eine erlebte Deprofessionalisierung hindeuten.

Auf der **normativen Ebene** ergeben sich Irritationen durch kulturspezifische Besonderheiten, die auf pflegerische Werthaltungen wirken (Merda et al., 2014). Dies zeigt sich beispielsweise in Situationen mit Autonomie-Fürsorge-Konflikten. Während in Deutschland die Patientenorientierung und damit das Selbstbestimmungsrecht der Patient*innen einen sehr hohen Stellenwert haben, wird in den Herkunftsländern das Prinzip der

Fürsorge bzw. des Nicht-Schadens im Zweifelsfall höher gewichtet. Besonders deutlich wird dies bei Fragen im Zusammenhang mit lebensverlängernden Maßnahmen und Patientenverfügungen. Dies kann zu Irritationen und Unsicherheiten führen, aber auch zum Gefühl, „unethisch“ handeln zu müssen.

*„Also sobald man den Rettungsdienst – ich komme aus Serbien – anruft, da gibt es keine Patientenverfügung und keine Betreuung und da wird einfach die Hilfe geleistet im Krankenhaus auch. (...) Da wird alles reanimiert. Also, solange im Krankenhaus liegt, also wird er geheilt. Und ich finde es auch richtig so. Ich finde es hier manchmal nicht ethisch. Und es degradiert unseren Ruf.“ (Pflegekraft aus Serbien)*

Bei allen Unterschieden im beruflichen Selbstverständnis zeigte sich in den Interviews eine ausgeprägte Anpassungsbereitschaft, die vermutlich mit dem prekären Status der Migrant*innen – kein dauerhafter Aufenthaltstitel, noch keine Berufsanerkennung bei gleichzeitigem Druck, die Migration erfolgreich zu gestalten – erklärt werden kann. Irritationen und Brüche in der beruflichen Identität hatten zudem nicht für alle Befragten die gleiche Relevanz. Ein Teil der Befragten machte aber sehr deutlich, dass sie ihre Zukunft nicht als Pflegefachkraft unter deutschen Bedingungen sehen und dass sie das Ziel einer beruflichen Weiterbildung oder Umorientierung verfolgen.

Wie können Irritationen und Brüche im beruflichen Selbstverständnis abgefedert werden? Nachdem klar wurde, dass der Anpassungsprozess an das deutsche Berufsbild begleitet werden muss, haben die Beteiligten am WIR-Projekt – es gab eine strategische Steuerungsgruppe und eine eher operativ orientierte Arbeitsgruppe – entsprechende Aktivitäten initiiert. Dabei wurde selbstverständlich bedacht, dass die beruflich-fachliche Integration lediglich eine Dimension von betrieblicher Integration darstellt. Gleichermaßen müssen die sprachliche, die soziale und die kulturelle Integration unterstützt werden. Wenn allerdings die notwendige professionelle Neuorientierung nicht gelingt, ist der Erfolg der betrieblichen Integration insgesamt gefährdet.

# 4 Beispielhafte betriebliche Maßnahmen zur Unterstützung der betrieblichen Integration

Im Folgenden sollen drei beispielhafte Angebote zur Unterstützung der betrieblichen Integration kurz vorgestellt werden. Über diese Beispiele hinaus haben die beiden beteiligten Krankenhäuser Anregungen aus Interviews, Gruppendiskussionen und Workshops für weitere Aktivitäten, beispielsweise die Spezifizierung der Einarbeitungskonzepte für zugewanderte Pflegekräfte, genutzt.

Eine Maßnahme, die erst zum Ende der Projektlaufzeit umgesetzt wurde, obwohl sie grundsätzlich am Anfang von Anwerbeaktivitäten stehen sollte, war eine Fortbildung für Stationsleitungen. Wenn zugewanderte Pflegefachkräfte ein Pflegeteam bereichern sollen, sollte das Stammpersonal intern darauf vorbereitet werden. Das IWAK hat als ersten Schritt die Führungsebene adressiert und eine halb- bzw. ganztätige Fortbildung angeboten (Blattert & Lauxen, 2022). Es ging zum einen darum, durch Perspektivwechsel für die Situation der Zugewanderten zu sensibilisieren und Wissen (bspw. zu Unterschieden im beruflichen Selbstverständnis) zu vermitteln. Zum anderen wurden alltagspraktische Führungsthemen im Zusammenhang mit der Einarbeitung ausländischer Fachkräfte auf der Station bearbeitet.

Als zweite unterstützende Integrationsmaßnahme wurde im Projekt ein gemeinsames Rahmenkonzept für ein Mentoring erarbeitet (siehe Abbildung 4; Blattert et al., 2021a). Durch die gemeinsame Arbeit mit Mentor*innen sollen die Zugewanderten fachlich, aber auch psychosozial unterstützt werden. Es geht also nicht nur um das Heranführen an Arbeitsabläufe und -inhalte und Unterstützung bei der fachpraktischen Einarbeitung. Die Mentor*innen sollen auch unterstützend bei der professionellen Neuorientierung sowie bei der Integration ins Team mitwirken. Mentor*innen und Mentees arbeiten phasenweise gemeinsam und führen regelmäßig Reflexionsgespräche, für die im Projekt kurze Leitfäden entwickelt wurden. Fragen wie „Hast du seit unserem letzten Gespräch etwas auf der Arbeit gesehen, das für dich ganz neu war?“ oder „Hast du in letzter Zeit etwas auf der Arbeit erlebt, das ganz anders war als zuhause?“ sollen Gespräche über das berufliche Selbstverständnis (und letztlich über die Arbeitszufriedenheit) stimulieren. Das Mentoring-Angebot läuft über 12 Monate, wobei die Intensität der Begleitung im Zeitverlauf abnimmt. Die Mentor*innen werden von den Integrationsbeauftragten auf ihre Tätigkeit vorbereitet.

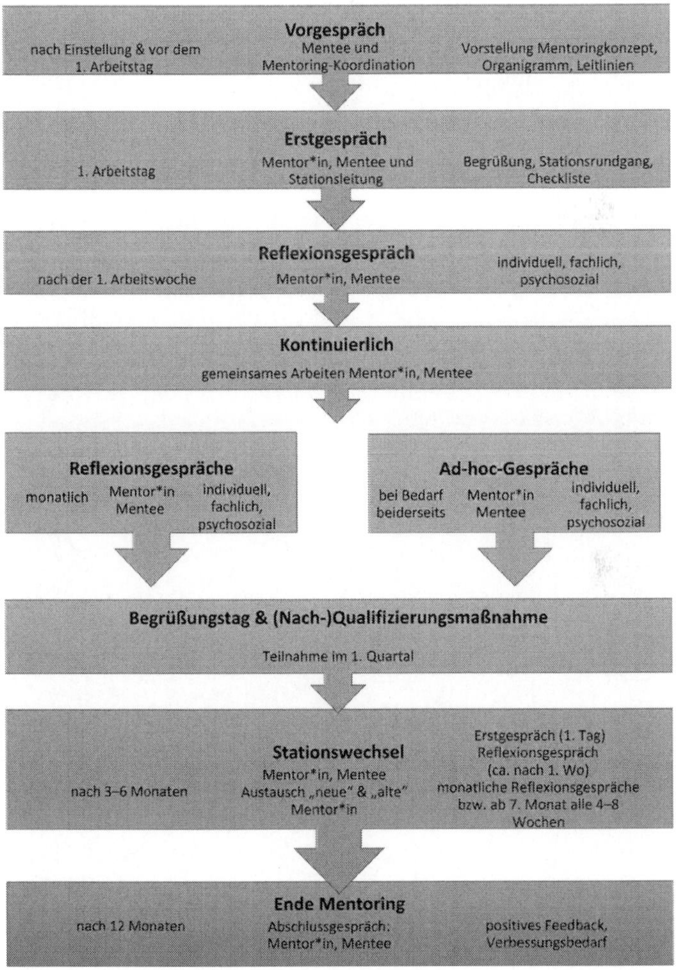


**Abbildung 4:** Mentoring-Konzept im Projekt „WIR im Krankenhaus" (eigene Darstellung)

Ein drittes Unterstützungsangebot sind (Nach-)Qualifizierungsmaßnahmen. Beide am Projekt beteiligten Krankenhäuser boten (sehr unterschiedliche) Formate, begleitend zum Anpassungslehrgang und zur Einarbeitung, an. Im Projekt wurde ein Rahmencurriculum erarbeitet, das systematisch geordnete Lerninhalte enthält, die die Handlungsfähigkeit zugewanderter Pflegefachpersonen stärken sollen (Lauxen & Blattert, 2021b; Blattert et al., 2021b). Die Lerninhalte gliedern sich in sechs Lernbereiche und zehn Module (siehe Abbildung 5). Um die Auseinandersetzung mit unterschiedlichen beruflichen Identitäten zu unterstützen, findet sich neben den Lernbereichen „Pflegerische Praxis“ und „Pflegerisch-medizinisches Theoriewissen“ auch ein Lernbereich „Reflexion über den Pflegeberuf“, in dem es um Rollenerwartungen und Werthaltungen geht. Weitere Lernbereiche sind „Kommunikation“, „Arbeitsorganisation“ und „Prüfungsvorbereitung“. Die ausführlichen Modulbeschreibungen im Rahmencurriculum mit Lernzielen, Lerninhalten für die Lernorte Schule und Praxis sowie Tipps für die didaktische Umsetzung stellen zwar keine fertigen Unterrichtseinheiten dar, können aber als Grundlage für die Erarbeitung solcher Einheiten dienen.

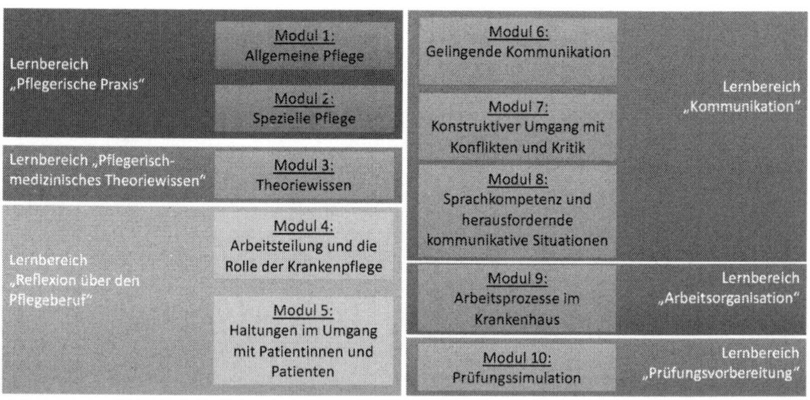


**Abbildung 5:** Struktur des Rahmencurriculums „Qualifiziert Integriert“ (eigene Darstellung)

# 5 Zum Schluss

Im Projekt „WIR im Krankenhaus“ konnten Irritationen und Brüche im beruflichen Selbstverständnis von internationalen Pflegefachpersonen als Ursachen für eine nicht gelingende, betriebliche Integration identifiziert und genauer beschrieben werden. Zudem ist es gelungen, in enger Zusammenarbeit mit den beiden Projekt-Krankenhäusern unterstützende Integrationsmaßnahmen zu erarbeiten und zu erproben, die bei der Neuorientierung helfen. Kritisch zu sehen ist, dass die betrieblichen Integrationsaktivitäten nicht nur im Projekt, sondern generell oftmals an einzelne Personen gebunden sind. Übergeordnete, in der Organisation verankerte und nicht nur individuumsbezogene Unterstützungsstrukturen fehlen ebenso wie finanzielle und personelle Ressourcen für ein professionelles Integrationsmanagement (Beck & Bieler, 2025). Die Mehraufwände für Anwerbung und Integration können den Stress innerhalb einer Organisation sogar noch erhöhen (Senghaas & Struck, 2023). Dementsprechend gibt es vielfach grundlegende Kritik am Anwerbegeschehen: Neben dem „Brain Drain“ wird die Nicht-Lösung struktureller Probleme in der deutschen Pflege kritisiert. Der Personalmangel in der Pflege kann nicht nur als Resultat der demografischen Entwicklung, sondern auch als Folge von Kosteneinsparungen im Krankenhausbereich, rückläufigen Auszubildendenzahlen und schlechten, entprofessionalisierten Arbeitsbedingungen gesehen werden (Deutsche Plattform für globale Gesundheit, 2025; Hohendanner et al., 2024; Kordes et al., 2020; Senghaas & Struck, 2023).

Kritik kommt insbesondere aus dem Sektor der Altenpflege, in dem es viele Scheiternserfahrungen gibt (Lauxen, 2021). Strukturelle Barrieren behindern hier eine längerfristige Bindung zugewanderter Pflegefachkräfte: weniger offene (Vollzeit-)Stellen (was die Anwerbung von Gruppen erschwert), fehlende finanzielle und personelle Ressourcen für Integrationsmanagement und einige mehr. Zudem unterscheidet sich die Arbeit in der Altenpflege noch weit stärker vom Berufsbild in den Herkunftsländern als die Arbeit in einem deutschen Krankenhaus: „Mit dem Arbeitsort Pflegeheim sind viele Zugewanderte gar nicht vertraut. Die stärker lebensweltlich und weniger medizinisch orientierte Arbeit erscheint ihnen oftmals wenig attraktiv." (Blattert & Lauxen, 2022, S. 204). Zunehmend wird darum die Strategie der Anwerbung von *Auszubildenden* im Ausland verfolgt, um Brüche im beruflichen Selbstverständnis zu vermeiden und die Sozialisation ins deutsche Pflegesystem zu befördern (Hessischer Pflegemonitor, 2023b).

## Literatur und Quellen

Beck, P. & Bieler, K. (2025). Zwischen Realität und Umsetzung. Die unbeantwortete Herausforderung der Superdiversität im deutschen Gesundheitswesen. Dr. med. Mabuse, 50(2), 52—55.

Blattert, B. & Lauxen, O. (2022). Die Integration zugewanderter Pflegekräfte. In: Deutscher Caritasverband (Hrsg.), Caritas 2022. Neues Caritas-Jahrbuch des Deutschen Caritasverbandes, 204—206. Lambertus.

Blattert, B., Hölper, T., Lauxen, O., Rosen, R., Schochter, D. & Seel, M. (2021a). Mentoring-Konzept. Ein Beitrag zur Integration aus dem Ausland zugewanderter Pflegefachkräfte. Unveröffentlicht.

Blattert, B., Hiller, B., Lauxen, O., Rosen, R., Rumeney, K., Schochter, D. & Seel, M. (2021b). Qualifiziert Integriert. Rahmencurriculum für eine Qualifizierungsmaßnahme zur Einarbeitung aus dem Ausland zugewanderter Pflegekräfte. Online unter: https://www.iwak-frankfurt.de/wp-content/uploads/2021/02/Broschuere_Rahmencurriculum_Qualifiziert_Integriert.pdf (Zugriff am 04. 09. 2025).

Bogai, D. (2017). Der Arbeitsmarkt für Pflegekräfte im Wohlfahrtsstaat. De Gruyter.

Bonin, H., Braeseke, G. & Ganserer, A. (2015). Internationale Fachkräfterekrutierung in der deutschen Pflegebranche. Chancen und Hemmnisse aus Sicht der Einrichtungen. Bertelsmann-Stiftung. Online unter: https://www.bertelsmann-stiftung.de/fileadmin/files/Projekte/28_Einwanderung_und_Vielfalt/Studie_IB_Internationale_Fachkraefterekrutierung_in_der_deutschen_Pflegebranche_2015.pdf (Zugriff am 04. 09. 2025).

Buchinger, S. (2019). Der Faktor Mensch bei der globalen Fachkräfterekrutierung. Pflegezeitschrift, 72(10), 14–16.

Bundesagentur für Arbeit (2024). Arbeitsmarktsituation im Pflegebereich. Blickpunkt Arbeitsmarkt. Online unter: http://statistik.arbeitsagentur.de

Böse, C., Schmitz, N. & Zorner, J. (2024). Auswertung der amtlichen Statistik zum Anerkennungsgesetz des Bundes für 2023: Ergebnisse des BIBB-Anerkennungsmonitorings. Online unter: https://res.bibb.de/vet-repository_782768 (Zugriff am 04. 09. 2025).

Clement, U. (2020). Berufliche Sozialisation und berufliches Lernen. In: R. Arnold, A. Lipsmeier & M. Rohs (Hrsg.), Handbuch Berufsbildung, 53—64. Springer VS.

Clement, U. (2021). Berufliche Sozialisation als lebenslanger Orientierungsprozess. Biografische Sprünge und persönliche Kontinuitäten. Berufsbildung, 75(189), 2—4.

Deutsche Plattform für globale Gesundheit (2025). Wie D. von schlechten Arbeitsbedingungen anderorts profitiert. Analyse der internationalen Abwerbung von Gesundheitsfachkräften. Dr. med. Mabuse, 50(2), 38—41.

Flaiz, B. (2019). Unterschiede professioneller Identität von Pflegefachpersonen in Australien und Deutschland — eine Ländervergleichsstudie. Pflege & Gesellschaft, 24(3), 237—259.

Grgic, M., Larsen, C., Rand, S., Riedel, B. & Voss, D. (2019). Vertane Chancen der Fachkräftebindung in der Pflege. Strukturelle Hindernisse bei der Integration von migrierten und quereinsteigenden Fachkräften. Hans-Böckler-Stiftung, Policy Brief Nr. 005. Online unter: https://www.boeckler.de/de/faust-detail.htm?sync_id=HBS-007570

Hessischer Pflegemonitor (2023a). Überblick Arbeitsmarkt. Online unter: https://hessischer-pflegemonitor.de/daten/iii-arbeitsmarkt/3-1-ueberblick-arbeitsmarkt/ (Zugriff am 04. 09. 2025).

Hessischer Pflegemonitor (2023b). Überblick Bedarfsvorausschätzung. Online unter: https://hessischer-pflegemonitor.de/daten/v-zukuenftiger-bedarf-an-pflegefachkraeften/5-1-ueberblick-bedarfsvorausschaetzung/ (Zugriff am 04. 09. 2025).

Hessischer Pflegemonitor (2023c). Überblick — Situation in den Pflegeschulen. Online unter: https://hessischer-pflegemonitor.de/daten/vii-lehrersituation-in-den-pflegeschulen/7-1-ueberblick/ (Zugriff am 04. 09. 2025).

Hohendanner, C., Rocha, J. & Steinke, J. (2024). Vor dem Kollaps!? Beschäftigung im sozialen Sektor. Empirische Vermessung und Handlungsansätze. De Gruyter.

Kirpal, S. (2006). Arbeitsidentitäten in vergleichenden Perspektiven: die Rolle der nationalen und sektoralen Kontextvariablen. Europäische Zeitschrift für Berufsbildung, 39(3), 25—54.

Kordes, J., Pütz, R. & Rand, S. (2020). Analyzing Migration Management: On the Recruitment of Nurses to Germany. Social Sciences, 9(19) https://doi.org/10.3390/socsci9020019

Lauxen, O. (2021): Verschiedene Wege zum Erfolg. Herausforderungen der Anwerbung ausländischer Pflegefachpersonen in der Altenhilfe. CAREkonkret, 14(40), 3.

Lauxen, O. (2023a). Fachkräftebedarf in den Gesundheitsfachberufen in Rheinland-Pfalz. Gutachten. Online unter: https://www.branchenmonitoring-gesundheitsfachberufe-rlp.de/wp-content/uploads/2023/05/MASTD_Gutachten_Prognose_2023.pdf (Zugriff am 04. 09. 2025).

Lauxen, O. (2023b). Internationale Pflegefachpersonen und ihr berufliches Selbstverständnis. Die Notwendigkeit einer professionellen Neuorientierung. PFLEGEN, 1+2, 4—7.

Lauxen, O. & Blattert, B. (2021a). Irritationen und Brüche in der beruflichen Identität internationaler Pflegefachpersonen. Eine qualitative Untersuchung. Pflegewissenschaft, 23(2), 75—82.

Lauxen, O. & Blattert, B. (2021b). Das Rahmencurriculum „Qualifiziert Integriert“. Eine Basis für Qualifizierungsmaßnahmen zur Einarbeitung internationaler Pflegefachpersonen. PADUA, 16(5), 304—309.

Lauxen, O. & Morici, S. (2024). Branchenmonitoring Pflege Rheinland-Pfalz 2023. Abschlussbericht. Online unter: https://www.iwak-frankfurt.de/wp-content/uploads/2024/12/Abschlussbericht_Branchenmonitoring_2023.pdf (Zugriff am 04. 09. 2025).

Merda, M., Braeseke, G. & Kähler, B. (2014). Arbeitsbezogene Herausforderungen der Beschäftigung ausländischer Pflegekräfte in Deutschland. Berufsgenossenschaft für Gesundheitsdienst und Wohlfahrtspflege (BGW). Online unter: https://iegus.eu/wp-content/uploads/2017/10/Gesamt_Schlussbericht_IEGUS_Migrationshintergrund_Pflegekraft_Layout_170714.pdf (Zugriff am 04. 09. 2025).

Prauss, O. & Roedenbeck Schäfer, M. (2020). Betriebliche, kulturelle und soziale Integration ausländischer Pflegekräfte. Nicht nur finden, sondern binden — Wie ausländisches und einheimisches Personal nachhaltig zusammenfindet. Walhalla.

Pütz, R., Kontos, M., Larsen, C., Rand, S. & Ruokonen-Engler, M.-K. (2019). Betriebliche Integration von Pflegefachkräften aus dem Ausland. Innenansichten zu Herausforderungen globalisierter Arbeitsmärkte. Hans-Böckler-Stiftung, Study Nr. 416. Online unter: https://www.boeckler.de/de/faust-detail.htm?sync_id=HBS-07115 (Zugriff am 04. 09. 2025).

Rand, S., Pütz, R. & Larsen, C. (2019). Die Herausbildung eines globalisierten Pflegearbeitsmarktes in Deutschland. In: R. Pütz, M. Kontos, C. Larsen, S. Rand & M.-K. Ruokonen-Engle (Hrsg.), Betriebliche Integration auf globalisierten Arbeitsmärkten: Das Beispiel von Pflegefachkräften aus dem Ausland, 20—59. Hans-Böckler-Stiftung, Study Nr. 416. Online unter: https://www.boeckler.de/de/faust-detail.htm?sync_id=HBS-07115 (Zugriff am 04. 09. 2025).

Schütze, F. (1983). Biographieforschung und narratives Interview. Neue Praxis, 13(3), 283—293.

Senghaas, M. & Struck, O. (2023). Arbeits- und Personalsituation in der Alten- und Krankenpflege. Wie beurteilen Beschäftigte und Führungskräfte Belastungsfaktoren, Ressourcen und Handlungsmöglichkeiten? Institut für Arbeitsmarkt- und Berufsforschung (IAB) (IAB-Forschungsbericht, 8/2023). Online unter: https://doku.iab.de/forschungsbericht/2023/fb0823.pdf (Zugriff am 04. 09. 2025).

Tewes, R. (2018). Teamtraining zur Integration ausländischer Mitarbeiter. So gelingt die Personalentwicklung (Teil 2). Pflegezeitschrift, 71(10), 38—41.

# Internationales Recruiting aus der Sicht des Managements am Uniklinikum Salzburg: Strategische Ansätze für klinisches Onboarding und Integration

**Carina Hörack, Thomas Wolf, Franziska Moser**

## 1 Einleitung

Im Hinblick auf den stetig steigenden Bedarf an qualifizierten Pflegepersonen wird international vermehrt auf die Anwerbung von Pflegepersonal zurückgegriffen. Dabei entwickelt sich die Migration von qualifizierten Personen in der Gesundheits- und Krankenpflege zu einem bedeutenden globalen Phänomen (Garcia-Dia, 2022).

Die Maßnahme der Anwerbung von internationalen Pflegepersonen wird als gezielte Strategie betrachtet, um dem demografischen Wandel, den Herausforderungen der COVID-19-Pandemie und dem wachsenden Gesundheitsbedarf einer zunehmend alternden Gesellschaft zu begegnen (Garcia-Dia, 2022; Aiken et al., 2014; Kingma, 2007).

Die Pflegebedarfsprognose der Gesundheit Österreich GmbH (GÖG) im Auftrag des Bundesministeriums für Arbeit, Soziales, Gesundheit und Konsumentenschutz prognostiziert einen Bedarf an Pflegepersonal von ca. 227.200 Pflege- und Betreuungspersonen bis zum Jahr 2050, wobei rund 92.100 derzeitige Mitarbeitende in der Pflege in Pension gehen werden. Die Daten basieren auf der Krankenanstaltenstatistik, dem Gesundheitsberuferegister und der Pflegedienststatistik aus dem Jahr 2017 (Juraszovich et al., 2023).

Die Weltgesundheitsorganisation (WHO) hat 2010 einen Verhaltenskodex konzipiert, der die Gewinnung und Anwerbung von Gesundheitspersonal aus dem Ausland regelt. Dieser Kodex dient als freiwilliger Referenzrahmen und ist somit nicht verbindlich, betont aber die Notwendigkeit der Achtung von Rechten, Pflichten und Erwartungen der Herkunfts- und Aufnahmeländer. Weiters hebt er das Wohlergehen der zugewanderten Pflegepersonen und den Schutz vor ausbeuterischen Praktiken hervor. Ziel ist es, eine auf ethischen Grundsätzen basierende Rekrutierung von Gesundheitspersonal aus dem Ausland sicherzustellen (WHO, 2010). Dabei setzt das Universitätsklinikum Salzburg (im Nachfolgendem mit UKS abgekürzt) auf Transparenz, Fairness, Seriosität und Nachhaltigkeit bei der gesteuerten internationalen Anwerbung für alle beteiligten Akteur*innen. Zudem haben internationale Unternehmen und Organisationen wie der International Council of Nurses (ICN) Projekte ins Leben gerufen, die sich auf die ethische Rekrutierung und faire Behandlung von migrierten Pflegepersonen fokussieren (Nicholas & Oulton, 2005).

Die internationale Anwerbung von Pflegepersonal wird als bedeutender Bestandteil der Strategie betrachtet, um die Deckung des steigenden Bedarfs an qualifizierten Fachpersonen zu unterstützen. Dabei birgt die Migration von Pflegepersonen aus Ländern mit niedrigem und mittlerem Einkommen in Länder mit höherem Einkommen zahlreiche Herausforderungen. Dazu gehören das Einleben in das neue Arbeitsumfeld, ein neues Pflegeverständnis, kulturelle Anpassungen, sprachliche Barrieren, die Anerkennung der Ausbildung und Qualifikation sowie die soziale Integration. Die erfolgreiche Integration von international rekrutierten Pflegepersonen ist somit nicht nur eine Frage der Personalplanung, sondern ebenso der ethischen Beschäftigungspraktiken und der sozialen Verantwortung (Dywili et al., 2013).

Die Studie von Pütz et al. (2019) verdeutlicht, dass integrationsfördernde Maßnahmen eine zentrale Rolle für die erfolgreiche und nachhaltige Eingliederung von Pflegepersonen im Arbeitsalltag aber auch im privaten Umfeld spielen. Diese gezielten Programme tragen sowohl dazu bei, Konfliktpotenzial zu verringern und entgegenzusteuern, als auch, die Anpassung in das neue berufliche Arbeitsumfeld zu erleichtern.

In den nachfolgenden Kapiteln werden die Strategie und der Grundgedanke des International Recruiting (Kapitel 2) sowie die Implementierung des International Re-Location Managements innerhalb der Pflegedirektion am UKS (Kapitel 3) erläutert. In Kapitel 4 wird der Rahmen des fachlichen Onboardings von international rekrutierten Pflegepersonen beschrieben.

# 2 Strategie und Grundgedanke des International Recruiting

Durch die Novelle des Gesundheits- und Krankenpflegegesetzes im Jahr 2016 wurden bedeutende Veränderungen angestoßen, wie etwa die tertiäre Ausbildung für den gehobenen Dienst der Gesundheits- und Krankenpflege, die Implementierung neuer Berufsgruppen und eine Erweiterung des berufsrechtlichen Handlungsspielraums.

Eine ausgewogene Personalstruktur erfordert ausreichend gut qualifizierte, organisch rekrutierte Bewerber*innen aus dem Inland. Erfahrungen zeigen, dass der Anteil international rekrutierter Pflegepersonen idealerweise bei maximal 10–20 Prozent liegen sollte.

Das UKS ist eine Krankenanstalt mit der höchsten (tertiären) Versorgungsstufe und ca. 2.900 angestellten Pflegepersonen. Das UKS versorgt jährlich ca. 62.000 Patient*innen stationär und ca. 630.000 ambulant. In diesem Kontext ist hochqualifiziertes Pflegepersonal von hoher Bedeutung, um die spezialisierte und qualitativ hochwertige Patientenversorgung sicherzustellen.

Im internationalen Kontext der Fachpersonalgewinnung wird die Einhaltung ethischer und moralischer Standards gefordert, um die migrationspolitische Verantwortung aller im Prozess agierenden Akteur*innen sicherzustellen. Eine faire, transparente und nachhaltige Anwerbung von internationalen Pflegepersonen aus Drittstaaten basiert dabei fundamental auf den Prinzipien des „Global Code of Practice on the International

Recruitment of Health Personnel“ der WHO (2010) und auf dem „Leitfaden zur ethischen internationalen Anwerbung von Gesundheits- und Krankenpflegepersonal“ des Bundesministeriums für Arbeit, Soziales, Gesundheit, Pflege und Konsumentenschutz (2024).

In der agenturgestützten Rekrutierung werden am UKS ausschließlich Pflegepersonen aus Drittstaaten mit einem universitären Abschluss in der Gesundheits- und Krankenpflege angeworben. Der Rekrutierungsprozess von internationalen Pflegepersonen erfordert differenzierte und angepasste Bewertungsmaßstäbe, um den komplexen klinischen Anforderungen der pflegerischen Versorgung auf tertiärer Stufe gerecht zu werden.

Dies erfordert umfassende Kenntnisse über die internationalen Arbeitsmärkte, rechtliche Rahmenbedingungen, ethisch korrektes Rekrutieren und über kulturelle Unterschiede. Weiters erfordert dies auch Expertise im Employer Branding und in der interkulturellen Kommunikation.

Vor allem im Rahmen des internationalen Recruitings übernimmt das Bewerbungsmanagement eine entscheidende Verantwortung. Die Einbindung der Pflegeverantwortlichen in das jeweilige Unternehmen im Aufnahmeland ist zentral, um konkrete Anforderungen und Bedürfnisse vor Ort bei der Auswahl an Bewerber*innen zu berücksichtigen. Dies ermöglicht die Festlegung von klaren Kriterien bei der transparenten und zielgerichteten Auswahl von geeigneten zukünftigen Mitarbeiter*innen in der Pflege. Die Bewerbungsgespräche können online oder in Präsenz stattfinden, wobei letztere Variante bevorzugt wird. Bewerbungsgespräche vor Ort ermöglichen es beiden Seiten (Unternehmen und Bewerber*in), ein möglichst klares und authentisches Bild voneinander zu bekommen und so eine präzisere und passgenauere Entscheidung treffen zu können.

Das in Folge beschriebene Vorgehen am UKS zur Rekrutierung von internationalem Pflegepersonal aus Drittstaaten basiert auf den nachfolgenden gesetzlichen Grundlagen:

- Bundesgesetz über die Vergabe von Aufträgen (Bundesvergabegesetz 2018 – BVergG 2018) BGBl. II Nr. 91/2019

- Gesetz, mit dem Bestimmungen über die Bestellung von Führungskräften und die Anstellung in den Landesdienst getroffen werden (Salzburger Objektivierungsgesetz 2017 – S.OG) LGBl Nr 48/2022
- Niederlassungs- und Aufenthaltsgesetz (NAG) BGBl. I Nr. 221/2022 § 41 Aufenthaltstitel „Rot-Weiß-Rot-Karte“ Abs. 2 Z 1 (Fachkraft im Mangelberuf)
- Niederlassungs- und Aufenthaltsgesetz-Durchführungsverordnung – NAG-DV, § 9b
- Bundesgesetz über Gesundheits- und Krankenpflegeberufe (Gesundheits- und Krankenpflegegesetz – GuKG), BGBl. I Nr. 108/2023
- Verordnung der Bundesministerin für Gesundheit, Familie und Jugend über Fachhochschul-Bachelorstudiengänge für die Ausbildung in der allgemeinen Gesundheits- und Krankenpflege (FH-Gesundheits- und Krankenpflege-Ausbildungsverordnung – FH-GuK-AV) § 31 Abs. 1a Qualifikationsnachweis außerhalb des EWR; § 89 Abs. 6 Nostrifikation
- Bundesgesetz vom 20. März 1975, mit dem die Beschäftigung von Ausländer*innen geregelt wird (Ausländerbeschäftigungsgesetz – AuslBG) § 12a
- Bundesgesetz über die Registrierung von Gesundheitsberufen (Gesundheitsberuferegister-Gesetz – GBRG), BGBl. I Nr. 15/20

Die Rekrutierung internationaler Pflegepersonen benötigt eine sorgfältige Koordination sowie eine präzise Zeitplanung. Dabei erfolgt der komplexe Prozess in mehreren aufeinanderfolgenden Phasen, die jeweils spezifische Aufgaben und Planung umfassen. Die nachfolgende Grafik stellt den exemplarischen Prozess und Ablauf von der Ausschreibung bis zur positiven Nostrifizierung als diplomierte*r Gesundheits- und Krankenpfleger*in (im Folgenden DGKP genannt) mit den jeweiligen dahinterliegenden gesetzlichen Vorgaben dar.

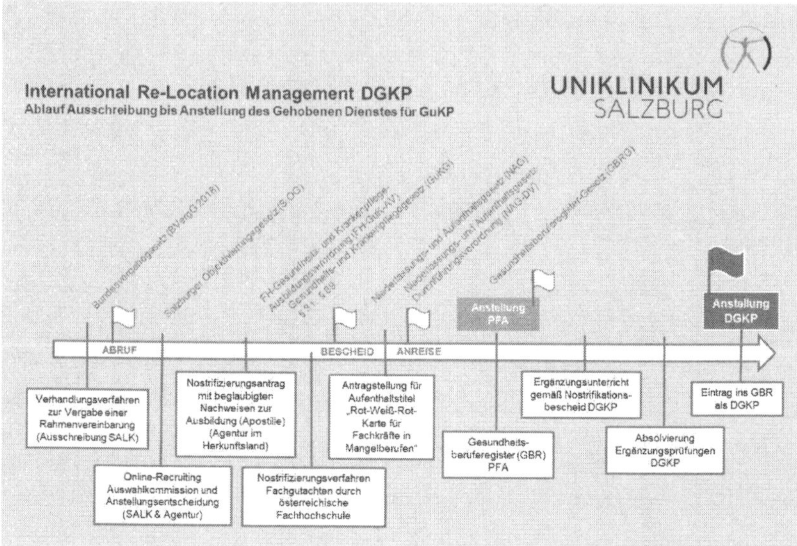


**Abbildung 1:** Timeline International Recruiting bis zur Anstellung als diplomierte Gesundheits- und Krankenpflege (eigene Darstellung, Pflegedirektion UKS)

Im nachfolgenden Kapitel werden die Strategien und Maßnahmen sowie der mehrdimensionale Ansatz für eine erfolgreiche, langfristige und nachhaltige Integration von Pflegepersonen mit interkulturellem Hintergrund auf den strukturellen, rechtlichen und institutionellen Ebenen erläutert.

# 3 Implementierung von „International Recruiting und Re-Location Management" der Pflegedirektion

Um International Recruited Nurses (im Nachfolgendem IRNs genannt) bei den vielfältigen Dimensionen und Aspekten, die den gesamten Prozess prägen, professionell zu begleiten und zu unterstützen, wurde innerhalb der Pflegedirektion am UKS die Stabstelle „International Recruiting und Re-Location Management" implementiert. Das International Recruiting und Re-Location Management bietet eine umfangreiche und ganzheitliche Unterstützung und Begleitung für international rekrutierte Pflegepersonen, um den Übergang und die Integration in das neue Arbeits- und Lebensumfeld zu erleichtern und ein Zusammenspiel der komplexen Ebenen zu ermöglichen. Dabei ist die Verortung dieser Stabstelle innerhalb der Pflegedirektion von zentraler Bedeutung. Dadurch können die strategischen und operationalen Anforderungen gewährleistet und die Qualitätsstandards sichergestellt werden.

Ziel ist es, klare und effektive Prozessabläufe für das internationale Recruiting und Re-Location Management für IRNs festzulegen.

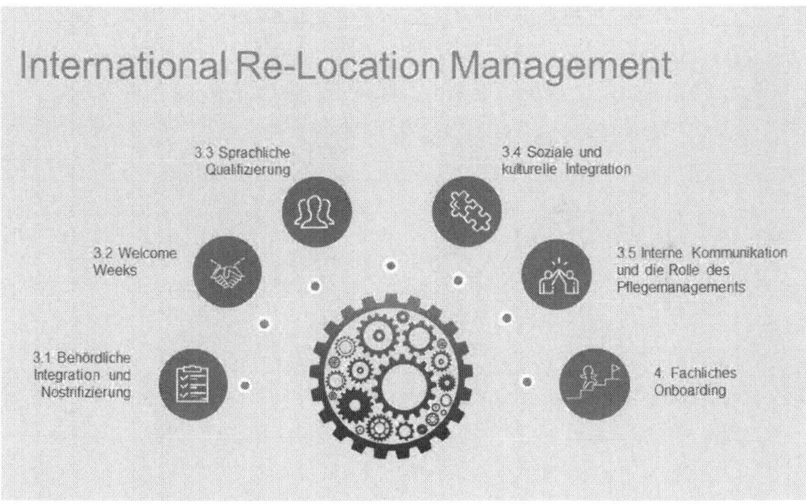


**Abbildung 2:** Grafische Darstellung der Prozesse im International Re-Location Management

Die Prozesse des International Re-Location Managements werden wie in der oben angeführten Grafik dargestellt im nachfolgenden beschrieben.

## 3.1 Behördliche Integration und Nostrifizierung

Der Weg zur Berufsberechtigung als DGKP erfolgt über die Nostrifizierung. Die Antragstellung zur Nostrifizierung erfolgt bereits im Heimatland. Entsprechend des aktuell gültigen Gesundheits- und Krankenpflegegesetzes (§ 31 Abs. 1a GuKG) sind die IRNs berechtigt, während des laufenden Nostrifizierungsverfahren als DGKP für maximal zwei Jahre als Pflegefachassistenz ab Eintragung im Gesundheitsberuferegister tätig zu werden. Nach erfolgreichem Abschluss der Ergänzungsprüfungen laut bedingtem Bescheid sind die IRNs berechtigt, nach Eintragung im Gesundheitsberuferegister als DGKP zu arbeiten. In der nachfolgenden Abbildung ist der oben beschriebene Nostrifizierungsweg graphisch dargestellt.

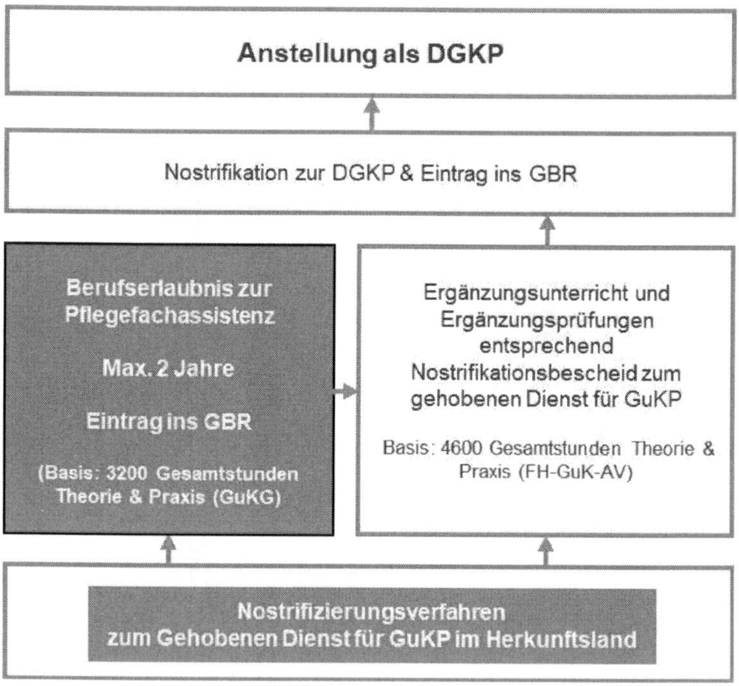


**Abbildung 3:** Nostrifizierungsverfahren zur diplomierten Gesundheits- und Krankenpflege (eigene Darstellung, Pflegedirektion UKS)

Das International Recruiting und Re-Location Management unterstützt bei der Antragstellung zur Nostrifizierung, in der Kommunikation mit den jeweiligen Behörden, bei der Koordination der zu absolvierenden Ergänzungsmaßnahmen an der jeweiligen Fachhochschule und bei der Sicherstellung eines gültigen Aufenthaltstitels. Dies schließt auch die persönliche Begleitung zu Terminen, z. B. zur behördlichen Genehmigung des Aufenthaltstitels oder zur Eintragung ins Gesundheitsberuferegister, mit ein, ebenso wie die Organisation von sogenannten „Starter-Wohnungen", von Kinderbetreuung und weiteren für den Verbleib der IRNs erforderlichen Maßnahmen.

Ein Grundwissen in den Bereichen des Arbeits-, Aufenthalts- und Berufsrechts sowie Kenntnisse über die Behördenlandschaft und Zuständigkeiten in Österreich sind relevant. Die Koordinierung dieser Prozesse bedingt sowohl eine enge Zusammenarbeit mit den zuständigen Behörden als auch die Fähigkeit, komplexe bürokratische Abläufe zu überblicken und zu kommunizieren. Zentral sind hierbei die Herstellung und Aufrechterhaltung eines ständigen Austausches und Netzwerkes mit allen für den integrations- und arbeitsbezogenen Prozess relevanten Stakeholder*innen.

## 3.2 Welcome Weeks

Die Welcome Weeks sind ein strukturiertes Onboarding-Programm, dass über eine rein fachliche Einführung hinausgeht. Die Unterstützungsleistungen reichen vom ersten Ankommen mit Abholung vom Flughafen und Organisation von Wohnraum über die Begleitung bei Behördengängen bis hin zu sozialen Integrationsprozessen. Zu den sozialen Integrationsbemühungen zählen das Kennenlernen von Freiwilligen, zum Beispiel bei einer gemeinsamen Stadtführung oder einem Frühstück, die Teilnahme an lokalen Sportinitiativen und das Kennenlernen relevanter Organisationen in der Stadt Salzburg.

Fachlich findet im Rahmen der Welcome Weeks ein First-Skill-Training durch Praxisanleitungen der Ausbildungs- und Praktikumskoordination statt, das die Grundlagen der Pflegearbeit in Österreich vermittelt, während zusätzlich Unterricht in identifizierten Modulen zu den Themen Kultur und Freizeit sowie zur deutschen Sprache angeboten wird. Auch Informationen über Berufsbilder in der Pflege in Österreich sind Teil dieses Programms, um den neuen Mitarbeitenden eine möglichst umfassende Vorbereitung und Orientierung zu ermöglichen.

Die Koordination der Welcome Weeks liegt in der Verantwortung des Re-Location Managements der Pflegedirektion und gewährleistet den reibungslosen Verlauf zwischen der Ankunft der IRNs und dem offiziellen Arbeitsbeginn als Pflegefachassistenz. Die gesamte Organisation wird dabei bereits sorgfältig im Vorfeld geplant, um den strukturierten Ablauf sicherzustellen. Dazu zählt die Koordination von Sammelterminen bei relevanten Behörden, um die formalen Verpflichtungen (wie Aufenthaltstitel und Eintrag ins Gesundheitsberuferegister) effizient abzuwickeln. Ziel dieses strukturierten Onboarding-Programmes ist es, während des Überbrückungszeitraums von Ankunft und erstem Arbeitstag qualitätsvolle Inhalte bereitzustellen. Diese Inhalte sollen den Neuanfang erleichtern und eine schnelle Eingewöhnung ins neue Lebens- und Arbeitsumfeld ermöglichen.

## 3.3 Sprachliche Qualifizierung

Die Anreise der IRNs kann abhängig von den strategischen Entscheidungen des jeweiligen Unternehmens mit einem Deutschniveau von B1 oder B2 erfolgen. Ziel des UKS ist das Deutschniveau B2, im besten Fall C1.

Um die bereits im Heimatland erworbenen Sprachkenntnisse zu festigen und zu vertiefen, organisiert das Re-Location Management eine adäquate Sprachqualifizierung. Die Umsetzung von Maßnahmen und Kursen für die sprachliche Qualifizierung, anhand von professionell begleiteten Sprachkursen und Unterstützungsmöglichkeiten auch außerhalb des Arbeitskontextes, stellt die Kommunikationsfähigkeit der IRNs in der Arbeitsumgebung, aber auch im sozialen Kontext sicher.

Bedeutsam ist, dass die Sprachentwicklung ein stetiger und nicht festgeschriebener Prozess ist, der weit über das bloße Erwerben von Vokabeln hinausgeht. Insbesondere im Pflegebereich ist die Beherrschung der

Sprache des Aufnahmelandes unerlässlich, um die Patientenversorgung sicherzustellen und das Vertrauen innerhalb des Teams aufzubauen.

Zentral ist dabei die Erkenntnis bei den migrierten Pflegepersonen, dass die Sprache nicht nur im Arbeitskontext Einzug hält, sondern auch im privaten Umfeld. Außerhalb der Arbeitsumgebung Unterstützungsleistungen anzubieten, die die Sprache auch im privaten Umfeld verankern, ist essenziell. Dabei bietet dieser Rahmen auch die Möglichkeit, die deutsche Sprache in einem wertungsfreien Kontext zu üben.

Zusätzliche Herausforderungen entstehen in Österreich auch durch regionale Dialekte, die auf die internationalen Pflegepersonen wie eine neue Sprache wirken. Auch in diesem Bereich ist es wichtig, Unterstützung und Strategien aufzuzeigen, um den IRNs zu helfen, mit den zukünftigen Themen zurechtzukommen.

Sprache hat viele Ebenen und ist komplex. Sie umfasst nicht nur das gesprochene Wort und dessen Bedeutungsinhalt, sondern auch kulturelle und sozialisierte Prägungen und Kontexte, die das gegenseitige Verständnis erfordern.

Nachfolgend ein Zitat, das die Komplexität der vielfältigen Sprachebenen wiedergibt:

*„In Spanisch gibt es das Wort ‚Heimweh' nicht, es gefällt mir aber. Es ist ein schönes Wort, das wahrscheinlich eine Emotion gut beschreibt." (International Recruited Nurse, Kolumbien)*

## 3.4 Soziale und kulturelle Integration

Um IRNs bestmöglich und nachhaltig beim Einleben in der neuen Lebenswelt zu begleiten, ist die soziale Integration ein wesentlicher Bestandteil des Re-Location Managements. Die Förderung der sozialen Integration geht über die berufliche und fachliche Eingliederung hinaus und bietet den IRNs ein umfassendes soziales Netzwerk. Schon früh im Prozess stand fest, dass es eine Unterstützungsleistung auch außerhalb des Arbeitskontextes braucht. Mit dieser Erkenntnis wurde ein Netzwerk von freiwilligen Personen initiiert, die die IRNs bei alltäglichen Herausforderungen aktiv begleiten und somit ein Umfeld außerhalb des Arbeitskontextes schaffen. Im Mittelpunkt der Freiwilligenarbeit stehen Patenschaft und Sprachbuddy-Systeme.

Ebenso zeigte sich schon früh in der Prozessentwicklung, dass lokale Sportvereine ein idealer Ort sind, um Kontakte zu anderen Kulturen und Nationen zu knüpfen, somit auch sprachliche Barrieren abzubauen und Freundschaften zu beginnen. Die soziale Integration verfolgt ebenso das Ziel, die Eigeninitiative von internationalen Mitarbeiter*innen zu fördern, und stellt somit einen entscheidenden Erfolgsfaktor für eine nachhaltige Integration dar.

Ein spezifischer Kompetenzbereich ist im Wohnraummanagement verankert, welches die Bereitstellung von Starter-Wohnungen sowie die Unterstützung bei der Wohnungssuche umfasst. Dies schließt auch die Berücksichtigung familiärer Bedürfnisse ein, insbesondere im Kontext von potenziellem Familiennachzug.

## 3.5 Interne Kommunikation und die Rolle des Pflegemanagements

Die Zuteilung der IRNs auf die Portalstationen sollte auf einer fundierten strategischen Überlegung basieren. Portalstationen sind jene Stationen, auf denen die IRNs arbeiten. In vulnerablen Teams mit einer hohen Fluktuation ist eine Zuteilung nicht zu empfehlen, da dies eine zusätzliche Belastung darstellen und Instabilität erzeugen kann. Entscheidend ist immer das klare Commitment der leitenden Pflegepersonen für den Einsatz internationaler Pflegepersonen.

Für die Zusammenarbeit zwischen bestehenden Teams und neuen internationalen Mitarbeiter*innen spielt die interkulturelle Kompetenz eine entscheidende Rolle. Leitende Pflegepersonen, Advanced Practice Nurses (APNs), Praxisanleitende und weitere Schlüsselpersonen leisten einen essenziellen Beitrag zum Gelingen des gesamten Prozesses. Dabei ist es besonders bedeutsam, diese Schlüsselpersonen zu befähigen, kulturelle

Vielfalt innerhalb des Teams zu erkennen, zu respektieren und konstruktiv zu nutzen.

Teiceira, Lucas und Gaspar (2024) analysieren in ihrer Studie fördernde Eigenschaften von Führungspersonen in der Pflege für multikulturelle Pflegeteams. Dabei zeigen die Ergebnisse, dass ein transformationeller Führungsstil im Hinblick auf multikulturelle Pflege als besonders vorteilhaft wahrgenommen wird. Diese Ergebnisse unterstreichen die in der Praxis erworbenen Erkenntnisse des UKS über die Bedeutsamkeit der Vorbildfunktion von Führungsebenen.

In Schulungen zur interkulturellen Kompetenz werden alle Mitarbeitenden der Pflege am UKS zu Hintergrund, Ablauf und Prozess des internationalen Recruitings informiert. Weitere Inhalte drehen sich um Kommunikation im interkulturellen Kontext, die Wirkung von Sprache, die Analyse kultureller Unterschiede, um Stereotypen und Vorurteile sowie den Austausch aller Teilnehmenden. Diese Schulungen bieten einen idealen Rahmen, um Erfahrungen auszutauschen, Herausforderungen zu benennen und gemeinsam an Lösungen zu arbeiten. Für den Inhalt und die Durchführung ist das Re-Location Management zusammen mit einer Pflegedienstleitung verantwortlich.

# 4 Fachliches Onboarding

Das fachliche Onboarding der IRNs ist als fortwährender und teils koordinierter und vorgegebener Prozess zu sehen, der stets individuell an die Person und die Rahmenbedingungen vor Ort anzupassen ist.

In der Verantwortung der fachlichen Integration steht zu Beginn die zentrale Praxisanleitung in Form der Ausbildungs- und Praktikumskoordination, welche der Pflegedirektion beratend bei allen ausbildungs- und praktikumsrelevanten Fragen zur Verfügung steht. Diese erstellt die grundlegenden pädagogischen Instrumente und Unterlagen für ein gesetzeskonformes Einarbeiten. Anschließend werden die IRNs nach Absolvierung der Welcome Weeks an die zuständige Praxisanleitung der zugeteilten Einheit übergeben. In folgendem Kapitel sollen sowohl der Prozess als auch die Aufgaben dieser beiden Funktionen erläutert werden.

## 4.1 Rolle der Ausbildungs- und Praktikumskoordination

Ein professionelles Netzwerk von gemäß §64 GuKG ausgebildeten Praxisanleiter*innen, unter der Führung der Stabstelle Ausbildungs- und Praktikumskoordination, stellt ein strukturiertes und qualitativ hochwertiges klinisches Onboarding für IRNs sicher.

Die Praxisanleitung gewährleistet einerseits, dass alle Auszubildenden, Studierenden und Praktikant*innen der Pflege und medizinischen Assistenzberufe eine hohe Zufriedenheit und ausbildungsadäquate Qualität in der Praxis erleben, und andererseits, dass alle neuen Mitarbeitenden einen strukturierten Onboarding-Prozess erhalten.

Die Stabstelle wurde in alle Überlegungen zur Integration miteinbezogen und in folgenden Aspekten der Fachlichkeit und des klinischen Kompetenzaufbaus zu Rate gezogen:

- Vorbereitung der Einheiten durch Kick-Off mit der Praxisanleitung
- Erstellung eines Rohkonzepts des Einarbeitungskataloges angepasst an die IRNs durch die Praxisanleitung vor Ort
- Erstellung eines Kompetenzkatalogs für beide Qualifikationsstufen (Pflegefachassistenz und diplomierte Gesundheits- und Krankenpflege)
- Konzeptionierung von klinischem First-Skill-Training im Rahmen der Welcome Weeks
- Stabstelle Ausbildungs- und Praxiskoordination als Ansprechperson für Portalstationen

## 4.2 Fachlicher Unterricht in den Welcome Weeks

Im Rahmen der ersten Integrationswochen werden die neuen Mitarbeiter*innen in First-Skill-Trainings auf die klinische Basisversorgung der Pflege vorbereitet. Durchgeführt durch Praxisanleitungen der Ausbildungs- und Praktikumskoordination werden den Teilnehmenden grundsätzliche Kenntnisse in den Themenfeldern Körperpflege, Mobilisation, Ausscheidung, Ernährung, Kommunikation und Hygiene vermittelt. Im Fokus steht hier insbesondere die Auffrischung der theoretischen Vermittlung im Herkunftsland. Der wichtigste Bestandteil der First-Skill-Trainings ist jedoch der Umgang mit Alltagssprache und den dialektischen Begrifflichkeiten, mit welchen die IRNs im Arbeitsalltag auf den Einheiten konfrontiert werden.

Die didaktische Planung der Sequenzen ist vielfältig und reicht von Simulationen über Skills-Training bis hin zu videobasierten Anleitungssequenzen.

## 4.3 Rolle der Praxisanleitung im Onboarding-Prozess der IRNs

Die Rolle der Praxisanleitung ist im Onboarding-Prozess von IRNs von entscheidender Bedeutung, da sie eine wichtige Funktion in der Führung im pädagogischen Bereich übernimmt. Sie sorgt für die gezielte Übernahme des Mentorings und begleitet die neuen Mitarbeitenden intensiv, um die notwendigen klinischen Kompetenzen zu sichern. Ein zentraler Bestandteil dieses Prozesses ist das regelmäßige Abzeichnen im Kompetenznachweis, um den Fortschritt der Pflegepersonen transparent zu dokumentieren. Die Praxisanleitung fungiert zudem als Ansprechperson, die in enger Absprache mit den leitenden Pflegepersonen und Advanced Practice Nurses steht. Eine enge Zusammenarbeit mit der Ausbildungs- und Praktikumskoordination stellt sicher, dass alle relevanten Aspekte der Ausbildung berücksichtigt werden und die Pflegepersonen bestmöglich in ihren Einsatzbereichen integriert werden.

## 4.4 Struktur des Onboardings (Pflegefachassistenz und DGKP)

Der Onboardingprozess ist in zwei Teile gegliedert, um die neuen Pflegepersonen systematisch und effizient in ihre Aufgaben einzuführen. In der ersten Phase erfolgt die Einarbeitung als Pflegefachassistenz, wobei der Kompetenzaufbau in den spezifischen Aufgaben und Tätigkeiten dieser Berufsgruppe im Vordergrund steht. Zu Beginn übernehmen die Mitarbeiter*innen vorwiegend Standard- und Routinetätigkeiten, wobei die Einteilung zunächst zusätzlich (also an der Seite einer weiteren Pflegeperson) erfolgt, um eine sanfte Eingewöhnung zu ermöglichen. Nach durchschnittlich fünf Monaten erfolgt die selbstständige Übernahme dieser Tätigkeiten. Parallel dazu startet die Nostrifizierung als DGKP an der Fachhochschule, um die erforderlichen Qualifikationen zu erwerben. Während dieser Phase wird die Einführung in das entsprechende Kompetenzfeld tageweise fortgesetzt, um die Pflegepersonen optimal auf die Anforderungen als DGKP vorzubereiten. Nach erfolgreicher Absolvierung der Ergänzungsmaßnahme erfolgt dann die Einarbeitung als DGKP, was den Übergang in eine anspruchsvollere berufliche Rolle markiert.

## 4.5 Pädagogische Visiten und Konsile

Die Unterstützung der Praxisanleitung durch die Ausbildungs- und Praktikumskoordination ist ein wesentlicher Bestandteil des gesamten Einarbeitungsprozesses. Pädagogische Visiten dienen dazu, einen umfassenden Einblick in den Gesamtprozess der Eingliederung zu erhalten und sicherzustellen, dass alle relevanten Aspekte berücksichtigt werden. Gleichzeitig ermöglichen pädagogische Konsile eine persönliche Begleitung der einzelnen Pflegepersonen, um ihre spezifischen Bedürfnisse und Herausforderungen zu adressieren. Dabei erfolgt stets eine genaue Rückmeldung und ein regelmäßiger Abgleich mit der Praxisanleitung, der leitenden Pflegeperson, der Pflegedienstleitung und dem internationalen Recruiting. Ziel dieses koordinierten Ansatzes ist die individuelle Förderung der Pflegepersonen im Kompetenzaufbau, um ihre klinischen und sozialen Fähigkeiten gezielt weiterzuentwickeln und sie optimal in ihre jeweiligen Aufgabenbereiche zu integrieren.

# 5 Zusammenfassung

Zusammenfassend lässt sich festhalten, dass der internationalen Rekrutierung ein umfassender Prozess sowohl vor als auch nach der Anreise zu Grunde liegt. Für eine erfolgreiche und nachhaltige Integration benötigt es klare und durchdachte Strukturen, Konzepte und definierte Arbeitsabläufe. Dabei zeigt sich in der Praxis, dass die berufliche, soziale und kulturelle Integration von internationalen Pflegepersonen kein Selbstläufer ist. Es braucht Verantwortliche im Prozess, die eine kontinuierliche Unterstützung und Begleitung ermöglichen. Eine zentrale Rolle spielen dabei die Vernetzung und der regelmäßige Austausch mit internen und externen Partner*innen, um Erkenntnisse und Wissen miteinander zu teilen sowie Herausforderungen frühzeitig zu erkennen und anzugehen. Etablierte Strukturen und Prozesse müssen regelmäßig evaluiert werden, um sich an veränderte Rahmenbedingen bestmöglich anpassen zu können.

Teams bestehend aus Mitgliedern unterschiedlicher Herkunft und Kulturen sind in Österreich innerhalb der Pflege schon lange gelebte Realität. Die Verantwortung aus der Perspektive des Managements liegt in diesem Kontext bei einer gelungenen und transparenten Kommunikation und bei der Schaffung von Strukturen und Rahmenbedingungen, die eine gelingende Projektumsetzung ermöglichen.

## Literatur und Quellen

Aiken, L. H., Solane, D. M., Bruyneel, L., Van den Heede, K., Griffiths, P. & Busse, R. (2014). Nurse staffing and education and hospital mortality in nine European countries: a retrospective observational study. The Lancet, 383(9931), 1824—1830.

Dywili, S., Bonner A. & O'Brien, L. (2013). Why do nurses migrate?-a review of recent literature. Journal of nursing management, 21(3), 511—520.

Garcia-Dia, M. J. (2022). The Ethical Recruitment of Internationally Educated Nurses: A Leadership Perspective on Labor Migration. Nurse Leader, 20(1), 43—47.

Juraszovich, B., Rappold E. & Gyimesi M. (2023). Pflegepersonalprognose. Update bis 2050. Aktualisierung der Pflegepersonalbedarfsprognose 2030. Ergebnisbericht. Gesundheit Österreich.

Kingma, M. (2007). Nurses on the move: a global overview. Health services research, 42(3p2), 1281—1298.

Nichols, B. & Oulton, J. (2005). Developing a new resource on international nurse migration: The international centre on nurse migration. Policy, Politics, & Nursing Practice, 6(3), 168—170.

Pütz, R., Kontos, M., Larsen, C., Rand, S. & Ruokonen-Engler, M.-K. (2019). Betriebliche Integration von Pflegefachkräften aus dem Ausland: Innenansichten zu Herausforderungen globalisierter Arbeitsmärkte. Hans-Böckler-Stiftung, Study Nr. 416.

Teixera, G., Lucas, P. & Gaspar, F. (2024). Impact of Nurse Manager's Attributes on Multi-Cultural Nursing Teams: A Scoping Review. Nursing Reports, 14, 1676—1692.

World Health Organization (2010). User's guide to the WHO global code of practice on the international recruitment of health personnel.

# RIAP (*R*ekrutierung und *I*ntegration *a*usländischer *P*flegefachkräfte) am Sana-Klinikum Remscheid

Jasmin Shmalia

## Abstract

Aufgrund der Unzufriedenheit in der Zusammenarbeit mit einigen Personalagenturen und des bestehenden Fachkräftemangels hat das Sana-Klinikum Remscheid die Entscheidung getroffen, eigenständig internationale Pflegekräfte zu rekrutieren. Im Konzept RIAP wird festgehalten, wie das Klinikum selbst Fachkräfte anwirbt und eine nachhaltige Integration im Stationsalltag unterstützt und fördert. Das selbstständige Anwerben von Fachkräften aus dem Ausland bringt Vor- und Nachteile mit sich – es müssen zahlreiche Herausforderungen gemeistert werden, die in dem nachfolgenden Beitrag skizziert werden und als Best-Practice für andere Einrichtungen dienen können.

## 1 Die Entstehungsidee hinter RIAP

Die Idee zu „Rekrutierung und Integration ausländischer Pflegefachkräfte (RIAP)" ist aus dem Fachkräftemangel, aber auch aus einer hohen Unzufriedenheit mit der Zusammenarbeit mit einigen Personaldienstleistungsfirmen entstanden. In der Zusammenarbeit mit den Vermittlungsagenturen war es schwierig, einen direkten, kontinuierlichen Kontakt zu den Pflegenden im Ausland aufzubauen, oder es fehlten bei den Rückmeldungen an die Kandidat*innen wichtige Informationen. Somit entschieden wir uns in Remscheid, selbst Pflegekräfte aus dem Ausland zu rekrutieren. Die eigene Anwerbung bietet den Vorteil, den gesamten Prozess überblicken und steuern zu können, und zwar von Beginn an, erfordert aber auch einen hohen „persönlichen" Einsatz, wenn man selbst und ohne Unterstützung Dritter internationale Pflegekräfte anwerben will.

RIAP inkludiert nicht nur das Gewinnen der Pflegefachkräfte aus dem Ausland, sondern auch eine entsprechende, gute und vor allem nachhaltige Integration der Pflegenden. So wurde ein schriftliches Konzept zum fairen Anwerben von internationalen Fachkräften niedergeschrieben. Nach der Konzeptphase und der Kommunikation im Hause folgte der Startschuss im Herbst 2022.

Das faire Anwerben beinhaltet unter anderem, dass nur aus Ländern Personal gewonnen wird, die keinen Fachkräftemangel im Pflegebereich haben. Zudem wird hier an einer Gleichbehandlung von inländischen und ausländischen Mitarbeitenden festgehalten. Es werden Schulungen und Workshops für alle Mitarbeitenden im Haus sowie regelmäßige Feedbackrunden mit den neuen Kolleg*innen aus dem Ausland und den Führungskräften angeboten.

Bei RIAP wird auch finanziell unterstützt, z. B. für administrative Prozesse bei der Anerkennung (wie Übersetzungen und Beglaubigungen), aber auch durch die Kostenübernahme der Flugtickets.

Aufgrund meiner persönlichen Verbindungen als Pflegedirektorin habe ich mich im ersten Schritt auf die Rekrutierung der Fachkräfte aus Jordanien konzentriert. Der Pflegeberuf ist dort akademisiert und schließt mit einem Bachelor in Nursing ab. Jordanien hat ausreichend Pflegekräfte im Land und verfügt über ein gut ausgebautes und modernes Gesundheitssystem. Mittlerweile haben wir Bewerbungen aus aller Welt. Wir haben Kolleg*innen aus Marokko, Tunesien, Algerien, Dubai, Ägypten, dem Kosovo etc. unter Vertrag bzw. sind diese schon bei uns. Die damalige Stellenausschreibung, die nach einem Tag wegen der Flut an Bewerbungen runtergenommen worden ist, taucht immer mal wieder auf, darauf berufen sich viele Bewerber*innen nach wie vor.

## 2 Vor- und Nachteile der eigenen Rekrutierung

Jedem Unternehmen sollte vorab bewusst sein, dass das eigene Anwerben nicht nur Vorteile mit sich bringt – wenigstens sollte allen klar sein, dass man damit sehr viel Arbeit hat.

Der Vorteil ist vor allem, dass eine direkte und persönliche Verbindung zu den Pflegekräften im Ausland aufgebaut werden kann. In unserem Fall konnte ich die Ausschreibung auf Arabisch selbst verschriftlichen und habe diese dann auf Facebook in der arabischen Community veröffentlicht. Es handelte sich also um eine individuelle und persönliche Ausschreibung. Daraufhin folgte sehr zeitnah der Erstkontakt zu den potenziellen Fachkräften. Außerdem wurden Ängste und Sorgen angesprochen, sodass zwischen beiden Parteien von Beginn an ein hohes Vertrauensverhältnis und ein Bindungsgefühl entstand. Ich denke, dass so eine langfristige Loyalität gegenüber dem Unternehmen erfolgt. Ganz klar ist, dass dieses Verfahren weniger kostet als die Beauftragung einer Personalagentur, man spart je nach Klinik- oder Unternehmensgröße sechs- bis siebenstellige Summen.

Eine der wesentlichen Herausforderungen bei der direkten Anwerbung ist, dass sich die Pflegedirektion mit allen bürokratischen, kulturellen und sprachlichen Themen auseinandersetzen muss. Zwar haben wir uns am Sana-Klinikum Remscheid auf Jordanien fokussiert, allerdings gab es auch schon Pflegekräfte aus dem Kosovo. Hierbei wurde deutlich, dass es starke länderspezifische Unterschiede im Umgang mit den Behörden gibt, aber natürlich auch mit der Pflegeausbildung/dem Studium, mit den verschiedenen Kulturen etc. Gerade bei wichtigen Dokumenten, die von ausländischen Behörden ausgestellt oder beglaubigt und in Deutschland eingereicht werden müssen, empfiehlt es sich, ausreichend Zeit einzuplanen, da internationale Postsendungen lange dauern und Dokumente verloren gehen können. Zudem gibt es bedeutende Unterschiede in den Bearbeitungsstellen in den Bundesländern sowie Zeitverzögerungen durch fehlende personelle Ressourcen bei den zuständigen Behörden. Gesetze und Anforderungen ändern sich regelmäßig, sodass man immer ein aktuelles Wissen haben muss. Demzufolge bringt die Eigenrekrutierung eine hohe Ressourcenbindung mit sich.

**Vorteile der Eigenrekrutierung**

- Direkte Verbindung zu den Kandidat*innen
- Hohes Vertrauensverhältnis
- Starkes Bindungsgefühl zum Unternehmen
- Viel geringere Kosten als bei externen Vermittlungsagenturen
- Kennenlernen von und Zusammenarbeit mit den Behörden
- Möglichkeit zum direkten Netzwerken
- Etc.

**Nachteile der Eigenrekrutierung**

- Hohes Zeitaufkommen in der Klinik
- Ressourcenbindung

Die Herausforderungen bezogen auf die Integration entnehmen Sie der Abbildung 1.

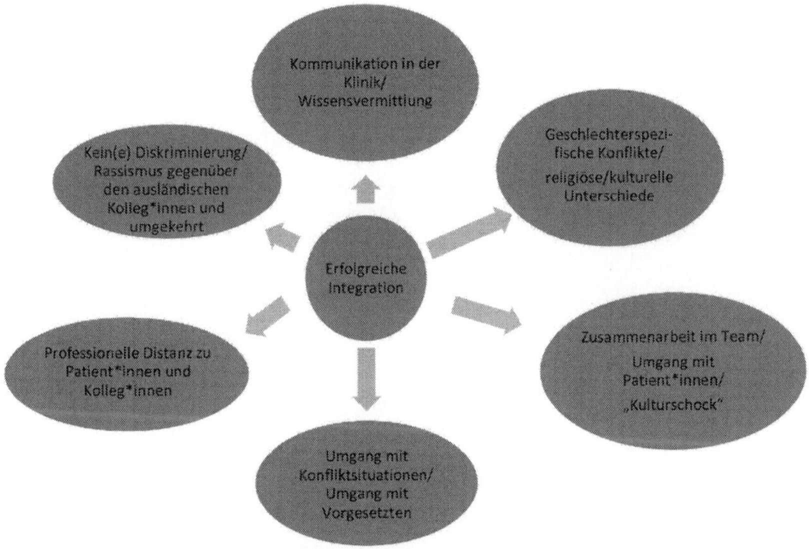


**Abbildung 1:** Herausforderungen der Integration (Quelle: eigene Darstellung)

# 3 Ziele von RIAP

Das RIAP-Konzept hat klare Ziele definiert, die nicht nur das selbstständige Recruiting, sondern vor allem auch die langfristige und ganzheitliche Integration und Bindung inkludieren. Um diese Ziele zu erreichen, müssen viele interne Prozesse abgestimmt werden. Dazu hat das Sana-Klinikum Remscheid das Konzept RIAP zunächst in allen wichtigen Gremien vorgestellt (Chefarztkonferenz, Stationsleitungssitzung etc.). Ein Auszug aus den Zielen von RIAP:

- Beziehung und Vertrauen aufbauen – und zwar direkt im Erstkontakt
- Sich mit der Kultur, Religion etc. der internationalen Fachkräfte im Heimatland vertraut machen
- Gesundheits- und Krankenhauswesen sowie die Pflegeausbildung der internationalen Fachkräfte vor Ort kennenlernen

- Keine Diskriminierung – Gleichstellung mit inländischen Fachkräften
- Individuelle Unterstützung bei der Integration
- Sprachförderung
- Faires Anwerben
- Transparenz zum Ablauf und Ansprechpartner*innen für die Fachkräfte
- Unsicherheiten nehmen – sowohl bei den ausländischen Fachkräften als auch bei der Stammbelegschaft
- Individuelle Einarbeitungskonzepte zum Onboarding

# 4 Vorgehen bei RIAP

## 4.1 Erstkontakt

Nach der Entscheidung am Sana-Klinikum Remscheid zur eigenen Rekrutierung gab es (wie oben erwähnt) im Oktober 2022 eine Stellenausschreibung in der jordanischen Community auf Facebook. Binnen 24 Stunden haben sich knapp 300 Bewerber*innen per WhatsApp oder E-Mail beworben. Zum Teil waren ein vollständiger Lebenslauf, Zeugnisse, Sprachzertifikate und Feststellungsbescheide[1] beigefügt. Nach 24 Stunden wurde die Annonce auf Facebook entfernt, um die zahlreichen Anfragen zeitnah beantworten zu können. Trotzdem werden im Nachgang – sogar noch heute (!) – Bewerbungen eingereicht, da die Bewerber*innen sich die Annonce untereinander weiterleiten und austauschen. Nach Sichtung der Unterlagen erhielten die Bewerber*innen eine Rückmeldung. Um sich anzunähern und eine gute Auswahl treffen zu können, habe ich zu rund 50 Kandidat*innen telefonisch Kontakt aufgenommen. Diese Gespräche, meistens über Videotelefonie, erfolgten binnen einer Woche. Um einen

1 Ein Feststellungsbescheid ist eine formelle Entscheidung über die Gleichwertigkeit einer ausländischen Berufsqualifikation mit deutschen Ausbildungsstandards, die von der zuständigen Behörde ausgestellt wird. Wenn zentrale Unterschiede festgestellt werden, wird im Bescheid die entsprechende Anpassungsmaßnahme (Anpassungslehrgang, Kenntnisprüfung) benannt, um die volle Anerkennung als Pflegefachkraft zu erhalten.

Gesamtüberblick zu schaffen, wurden die Eckdaten der Kandidat*innen in einer Matrix erfasst. Zunächst wurde mit 20 Pflegekräften ein Vertrag geschlossen.

In Abbildung 2 sind die Eckdaten zum Anstoß von RIAP zusammengefasst.

- Am 01. 10. 2022 erfolgte die Stellenausschreibung auf Facebook.
- Nach 24 Stunden sind 300 Bewerbungen per E-Mail bzw. WhatsApp eingegangen und die Stellenausschreibung wurde wieder gelöscht.
- Bis Mitte Oktober haben sich weitere 100 Bewerber*innen gemeldet.
- Bewerbungs-Interviews erfolgten per Videocall (u. a. via Teams, WhatsApp).
- Bis November 2022 gab es bereits 20 beidseitige Zusagen.
- Seit 2022 sind alleine aus RIAP knapp 50 Fachkräfte aus verschiedenen Ländern der Welt am Sana-Klinikum Remscheid beschäftigt.
- Seit ca. zwei Jahren werden auch Auszubildende via RIAP rekrutiert.
- Im Februar 2025 wurde RIAP vom Bundesministerium für Arbeit und Soziales mit dem Fachkräftepreis ausgezeichnet (in der Kategorie Fachkräftezuwanderung).

**Abbildung 2:** Eckdaten zum Erstkontakt bei der Akquise bis dato von RIAP (Quelle: Sana-Klinikum Remscheid)

## 4.2 Prozess zur Fachkräfteeinwanderung

Das Sana-Klinikum Remscheid arbeitet primär mit dem beschleunigten Fachkräfteverfahren. Zu Beginn wird dem*der Kandidat*in im Ausland, nach Zusage und Vertragsabschluss, eine erste Checkliste zugesandt, in der alle Dokumente aufgeführt sind, die die Fachkraft vorerst per E-Mail an die Klinik schickt. Diese Checkliste entspricht der Vorlage der zuständigen Bezirksregierung. Nach Prüfung auf Inhalt und Vollständigkeit wird das beschleunigte Verfahren angestoßen. Kurz danach erhält der*die Kandidat*in eine zweite Checkliste, in der vermerkt ist, welche Unterlagen schnellstmöglich per Post an das Sana-Klinikum verschickt werden müssen. Hier erfolgt eine erneute Sichtung auf Inhalt und Vollständigkeit. Anschließend sendet das Klinikum die Unterlagen an die zuständige Bezirksregierung. Mittlerweile liegen uns Bewerbungen aus aller Welt vor, die auch bereits einen Feststellungsbescheid aus NRW haben. Das beschleunigt den Prozess enorm.

Das Klinikum arbeitet mit Anpassungslehrgängen oder Kenntnisprüfungen, dies wird individuell im Feststellungsbescheid geprüft und mit den Kandidat*innen besprochen und festlegt.

Aktuell liegen viele Bewerbungen vor, die bereits einen Feststellungsbescheid aus NRW vorliegen haben, mit einem Sprachniveau von mindestens B1. Diese Kandidat*innen können selbstverständlich schneller einreisen und schneller bei uns in der Klinik eingesetzt werden.

## 4.3 Prozess der Integration

Das Onboarding der Kandidat*innen in Deutschland beginnt mit dem persönlichen Abholen vom Flughafen. Alle Fachkräfte erhalten das Angebot, für die ersten Wochen ein WG-Zimmer am Klinikum zu mieten. Dieses Angebot wurde bis jetzt von allen angenommen. Gemeinsam mit unserer Integrationsmanagerin unterstütze ich dann bei der Wohnungssuche und zum Teil bei der Organisation des Umzugs inklusive der Einrichtung. Zudem erhalten die Neuankömmlinge Hilfestellungen bei jeglichen Behördengängen sowie beim Familiennachzug. Speziell zum Themenkomplex „Onboarding" wurde eine hausinterne Checkliste erarbeitet, in der alle Maßnahmen enthalten sind, die vor und nach der Anreise erfolgen sollen (siehe Abbildung 3). Diese wird kontinuierlich aktualisiert und modifiziert.

Ferner bieten wir eine individuelle Sprachförderung an. Hierzu zählen beispielsweise Sprachtrainings in der Klinik vor Ort. Aktuell bietet mein Team täglich 1,5 Stunden „Pflegesprache" für alle internationalen Pflegekräfte an. Darüber hinaus können die Fachkräfte in der eigenen Krankenpflegeschule am Standort Remscheid in den Unterricht gehen, um die fachspezifische Sprache der Pflege zu stärken.

In den nächsten beiden Abbildungen 3 und 4 sind Ausschnitte unserer Checklisten zum Onboarding zusammengefasst.

**Tabelle 1:** Ausschnitt aus der Checkliste zum Onboarding ausländischer Fachkräfte (Quelle: eigene Darstellung, Sana-Klinikum Remscheid)

| Dokumente/ Handlungen | Anmerkungen/Notification | Check |
|---|---|---|
| **In Kontakt sein/bleiben** | ✓ Es werden WhatsApp-Gruppen gebildet und/oder wir werden von Einzelnen angeschrieben.<br>✓ 24 Stunden erreichbar sein. | |
| **Abholen vom Flughafen** | ✓ Je nach Bedarf einen Transporter o. ä. für das Gepäck organisieren.<br>✓ Zum Flughafen fahren, abholen und zurück.<br>✓ Bis zur WG begleiten; WG beschreiben mit den wichtigsten Punkten wie Zimmer, Örtlichkeiten etc.<br>✓ W-LAN-Zugang<br>✓ Vorheriger Einkauf | |
| **Umzug in eine neue Wohnung** | Dabei versuchen wir, persönlich zu unterstützen, z. B.:<br>✓ Wenn Wohnungsauflösungen sind, teilen wir es den Kolleg*innen mit.<br>✓ Wenn nötig, wird vom Klinikum ein Transporter organisiert.<br>✓ Wir suchen aktiv mit nach Wohnungen.<br>✓ Wohnungen werden mit uns besichtigt und der neue Mietvertrag mit uns besprochen etc. | |
| **Anmeldung bei Einwohnermeldeamt** | ✓ Innerhalb von zwei Wochen wird die neue Kolleg*in beim Einwohnermeldeamt angemeldet, wir begleiten dies.<br>✓ Terminvereinbarung wird vorab von uns online gemacht. | |
| **Bankkonto eröffnen** | ✓ Zum Eröffnen eines Bankkontos benötigt man einen Personalausweis oder einen Reisepass.<br>✓ Vorab wird ein Termin mit der Bank gemacht und die Fachkraft wird zur Bank begleitet. | |

| | | |
|---|---|---|
| **Steuerliche Identifikationsnummer (Steuer-ID)** | ✓ Die Steuer-ID erhält das Einwohnermeldeamt nach der Anmeldung per Post.<br>✓ Wir beantragen vorab die Steuer-ID.<br>✓ Entweder kommt diese per Post zu der angemeldeten Adresse oder man muss zum Bürgerbüro bei der Info nachfragen.<br>✓ Diese Nummer benötigt die Personalabteilung für die Gehaltsabrechnung. | |
| **Krankenversicherung** | ✓ Sobald wir wissen, dass die Fachkraft einen Termin für das Visum hat, melden wir diese bei einer Krankenversicherung an. | |
| **Sozialversicherungsausweis mit Sozialversicherungsnummer** | ✓ Erfolgt automatisch per Post.<br>✓ Er sollte gut aufbewahrt werden. | |
| **Eine SIM-Karte für das Handy** | ✓ SIM-Karte wird gekauft.<br>✓ Es gibt verschiedene Anbieter. | |
| **Betriebsärztliche Untersuchungen** | ✓ Termine für die Fachkräfte machen. | |
| **Antrag auf Erteilung der Erlaubnis zur Führung der Berufsbezeichnung** | | |
| **Feedback-Runden** | ✓ Circa alle zwei Monate werden Feedback-Runden mit den Fachkräften und mit den jeweiligen Stationsleitungen organisiert. | |
| **Familienzusammenführung** | ✓ Um eine Familienzusammenführung zu machen, muss der/die Partner*in den Antrag in der Heimat in der deutschen Botschaft stellen.<br>✓ Die Fachkraft bekommt Bescheid und muss dann in die jeweilige Behörde.<br>✓ Die Bedingung ist, dass die Fachkraft ausreichend Geld verdient und eine Wohnung von mindestens 27m² hat.<br>✓ Wir unterstützen komplett in dem Prozess, holen Familienmitglieder auch ab, wenn gewünscht. | |
| **Hausarzt etc. suchen** | ✓ Hier unterstützen wir. | |
| **Kitas, Schule suchen** | ✓ Hier unterstützen wir. | |
| **Freizeitangebote** | ✓ Hier unterstützen wir. | |

**Tabelle 2:** Ausschnitt aus der Checkliste zum Onboarding/erweitertes Konzept (Quelle: eigene Darstellung, Sana-Klinikum Remscheid)

| **Individuelles Onboarding von (Vorname, Nachname):**<br><br>**1. Woche** | |
|---|---|
| **Ankunftstag**<br><br>**Datum:**<br><br>**Ansprechpartner:** | • Abholung vom Flughafen/Bahnhof<br>• Zuweisung der Gästewohnung, Vorstellung der Mitbewohner*innen<br>• Vorstellung der PDL<br>• Einkäufe begleiten/eine Kleinigkeit essen gehen<br>• Aufnahme in die WhatsApp-Gruppe<br>• Notfallnummern in Deutschland (Polizei und Feuerwehr)<br>• WLAN-Zugang für 2 Wochen |
| **Tag 2** | • **8:00 bis 11:00: Theorie/Sprache**<br>○ Was waren Ihre Tätigkeiten, wo haben Sie gearbeitet?<br>○ Welche Aufgaben übernimmt eine Pflegekraft in Deutschland/im deutschen Gesundheitswesen?<br><br>• **11:15 bis 14:45: Hausführung Innengebäude**<br>○ Personalabteilung: Verträge unterzeichnen, Transponder, Namensschild, Mietvertrag<br>○ Hilfe beim Ausfüllen der Unterlagen<br>○ Anprobe Arbeitskleidung<br>○ Zuweisung Spind<br>○ Cafeteria/Betraum zeigen<br>• **15:00 bis 16:00: Außengelände und Gebäude kennenlernen** (Betriebsarzt, BIZ, IT) |

# 5 Weiterentwicklung des RIAP-Konzepts

Dieses niedergeschriebene Konzept zur Implementierung am Sana-Klinikum Remscheid zielt darauf ab, die komplexen Herausforderungen der Direktakquise und Integration zu bündeln und die ausländischen und inländischen Mitarbeiter*innen im Sana-Klinikum Remscheid zu unterstützen. Alle in der Klinik sollen sich wohlfühlen, gut miteinander arbeiten und eine ganzheitliche Patientenversorgung gewährleisten. Dazu gibt es Workshops für Führungskräfte und Pflegende aus allen Bereichen, die zweimal im Jahr angeboten werden. Außerdem finden regelmäßige Feedbackrunden zwischen den Führungskräften, den internationalen Kräften und mir statt, um engmaschig zu prüfen, wie die Integration läuft und wo Handlungsbedarf besteht.

Aufgrund des Aufwands und des Anspruchs einer guten Integration unterstützt eine Integrationsmanagerin das Team der Pflegedirektorin. Die Kollegin begleitet das komplette Antragswesen, die Kommunikation mit den Instanzen vor der Anreise und bleibt auch in Kontakt mit den Kandidat*innen im Ausland. Nach der Einreise unterstützt sie z. B. beim Einrichten der Wohnung, Ersteinkauf von Lebensmitteln, bei den Behördengängen u. v. m.

Wichtig ist, dass jede*r Arbeitgeber*in auch nach der Anerkennung an der Integration weiterarbeitet. So versuche ich, auch im Nachgang mit den internationalen Pflegekräften persönlich oder über soziale Medien in Kontakt zu bleiben. Z. B. hat eine Mitarbeiterin aus dem Kosovo, die schon seit einem Jahr anerkannt ist, aufgrund ihres hervorragenden Engagements einen Zuschuss zu einem C1-Deutschkurs erhalten.

Im Sana-Klinikum Remscheid ist RIAP ein fixer Punkt in der Betriebsleitung sowie in der Konferenz mit den Chefärzt*innen und den Stationsleitungen. Daher wird RIAP auch stetig weiterentwickelt.

Dass wir Pflegefachkräfte aus dem Ausland anwerben, ist für uns aktuell alternativlos. Wenn die Integration erfolgreich verläuft, ist dies eine Win-Win-Situation für alle Parteien, also für die Klinik, für die gesamte Belegschaft sowie für die internationalen Fachkräfte. Denn voneinander lernen, wenn verschiedene Kulturen und Religionen aufeinandertreffen, ist für alle im Unternehmen wertvoll und lehrreich.

Ein Hindernis sind allerdings die hohen administrativen Hürden. Nicht nur, dass jedes Bundesland andere Anforderungen hat. Hinzu kommt, dass die Forderungen der Bezirksregierungen auch abhängig von einzelnen Sachbearbeiter*innen sein können. Hier besteht dringender politischer Handlungsbedarf, um Arbeitgeber*innen und Fachkräfte aus dem Ausland zu unterstützen.

Wir haben RIAP aktuell evaluiert. Einige Themen wurden angesprochen, an denen unbedingt gearbeitet werden muss. Dazu gibt es eine interne Projektgruppe, die nicht nur Führungskräfte inkludiert, sondern auch Pflegekräfte der Stationen, Stabstellen, die Integrationsmanagerin, zwei internationale Pflegekräfte, einen Chefarzt etc. Hier wird immer wieder die Sprache angemerkt. Die Sprache wurde als größte Hürde wahrgenommen, weshalb die oben beschriebenen Maßnahmen zur Sprachschulung aktuell im Fokus sind.

Trotz der vielen Hürden und Herausforderungen wissen alle bei uns, dass die verschiedenen Kulturen, Herkunftsorte, Diversitäten u.v.m. sehr wertvoll für alle sind. Wir haben auch internationale Feste angestoßen, wo z.B. jedes Team/jede*r Mitarbeiter*in ein Gericht aus den verschiedenen Ländern mitbringt und auch internationale Musik gespielt wird etc.

Unser Anspruch bei der Eigenrekrutierung ist es, 24 Stunden für die Kandidat*innen im Ausland, möglichst auch noch nach der Einreise, erreichbar zu sein. Daher sollte jedes Unternehmen, das selbst Fachkräfte anwirbt, wissen, dass viel Geduld erforderlich ist. So muss man stets aktiv bei den Kandidat*innen und den Behörden im In- und Ausland nachfragen. Insgesamt fordert dieser Prozess eine hohe Belastbarkeit im Management und dem gesamten Pflegeteam.

# Kulturbotschafter*innen als Wegbegleiter*innen: Ein Konzept zur Förderung der sozialen und beruflichen Integration am Universitätsklinikum Münster

**Angelika Maase, Simon Hake**

## 1 Einleitung

Niemand kann besser nachvollziehen, wie schwer es ist, sich in einem neuen Land und einer fremden Kultur zurechtzufinden, als sie: Die 22 Kulturbotschafter*innen am Universitätsklinikum Münster (UKM) bilden mit ihren ganz persönlichen Integrationserfahrungen eine wertvolle Verbindung zwischen den internationalen Pflegenden, den Stationsteams und dem Integrationsteam und sind ein essenzieller Wegweiser im Onboardingprozess und in Zeiten dieses Perspektivwechsels für neue, migrierte Pflegefachpersonen (Maase & Hake, 2024, S. 62).

Im deutschen Gesundheitswesen versuchen Arbeitgebende schon seit vielen Jahren, den stetig größer werdenden Personalbedarf in den Pflege- und Gesundheitsberufen auch über die Akquise von internationalen Fachkräften aus dem Ausland zu kompensieren. Was für den einen Teil unserer Gesellschaft unter dem Fokus „Vielfalt belebt“ eine kulturelle Bereicherung ist, der diese internationalen Kolleg*innen als eine sehr gute Unterstützung der Stationsteams erlebt, zeigt sich für andere eher als überfordernd. Sowohl für die migrierten Pflegenden als auch für die

Gesundheitsorganisationen stellt diese internationale Strategie der Personalgewinnung eine komplexe Herausforderung dar. Unterschiedliche kulturelle Hintergründe und Wertvorstellungen sowie gesellschaftliche Einflüsse und verschiedene berufliche Sozialisationen treffen in diesem Integrationsprozess aufeinander. Migrierte Pflegefachpersonen finden sich im Spagat zwischen verschiedenen Ländern und unterschiedlichen Gesundheitssystemen – und eben zwischen den Kulturen. Das kulturelle Zurechtfinden löst in ihnen Verunsicherungen aus. Darüber hinaus können sich die Institutionen selbst nicht gänzlich von stereotypen Denkstrukturen befreien. Hinzu kommt, dass im Pflegeberuf, einem Beruf, in dem die Fürsorge als eine Maxime des Berufsbildes eine erhebliche Bedeutung hat, ausgrenzendes Verhalten und Stigmatisierungen selten öffentlich thematisiert werden. Die Integration in eine neue Kultur lässt altbewährte Grenzen verschwimmen und hat große Auswirkungen auf das Erleben der migrierten Pflegefachpersonen sowie auf das gesamte System Krankenhaus. Konflikte können eine Folge sein, ebenso aber auch die Chance, eine Gesellschaft der kulturellen Diversität als bereichernd für sich und das System zu erleben (Maase, 2021, S. 19 f). Welche Herausforderungen solch ein Integrationsprozess auslösen kann, welche Bewältigungsstrategien in diesem Prozess helfen und wie die interkulturelle Kompetenz der internationalen Fachkräfte selbst dabei sinnvoll unterstützen kann, zeigt das Projekt „Kulturbotschafter*innen“ am Universitätsklinikum Münster im Nordwesten Deutschlands sehr eindrücklich.

## 2 Herausforderungen der Integration

Im Zusammenhang mit integrativen Herausforderungen stellt der Politikwissenschaftler Aladin El-Mafaalani (2018) eine entscheidende These auf: die Mär von der konfliktfreien Gesellschaft. Der soziokulturelle Wandel teilt die Gesellschaft in diejenigen, die mit diesen Veränderungen überfordert sind, und in diejenigen, die diese Diversität lieben. Alle eint dabei jedoch, dass sie Spannungen in der Gesellschaft wahrnehmen, wenn es um Begriffe wie „Integration“ und eine „offene Gesellschaft“ geht (El-

Mafaalani, 2018, S. 73 f; Maase, 2021, S. 32). Wie kann dieses Ungleichgewicht gedeutet werden? El-Mafaalani skizziert in diesem Zusammenhang eine Philosophie, von der ein Großteil der Menschen sowohl in Deutschland als auch international ausgeht; die der „Idee einer konfliktfreien Gesellschaft". Diese ist demnach als Referenzrahmen zu verstehen, „an dem man die Erfolge der Integration und die Entwicklung zu einer offenen Gesellschaft insgesamt erkennen könne". Eine Vorstellung die seiner Meinung nach völlig unrealistisch ist. Er ist der Überzeugung, mit einer gelungenen Integration werde die Gesellschaft nicht homogener, nicht konfliktfreier. Er geht eher vom Gegenteil aus, einem erhöhten Konfliktpotenzial. Begründet liegt dies seiner Meinung nach darin, dass gelungene Integration zu einer Heterogenisierung der Gesellschaft führt, was zur Folge hat, dass es zu Dissonanzen und Neuaushandlungen kommt. Der Fokus liegt hierbei auf Teilhabe an Positionen und Ressourcen. Soziale Privilegien und kulturelle Dominanzverhältnisse werden infrage gestellt und neu ausgehandelt. Diese Integrationskonflikte verändern die Gesellschaft nachhaltig (El-Mafaalani, 2018, S. 74–79). El-Mafaalani beschreibt darüber hinaus in seiner Veröffentlichung Konflikte nicht als Ausdruck von Spaltungen, sondern als Ausdruck des Zusammenwachsens, des Entstehens von Spannungen beim „Sich-näher-kommen", bei denen es häufig um Anerkennung und Zugehörigkeit geht (El-Mafaalani, 2018, S. 81 f). Sie können nach seiner Einschätzung „Treibstoff für Fortschritt und Innovation sein" (El-Mafaalani, 2018, S. 152). Konflikte aufgrund gelungener Integration entstehen nur, „weil zwei Seiten, die zuvor nichts miteinander zu tun hatten, nun in einem wechselseitigen Verhältnis zueinander finden müssen" (El-Mafaalani, 2018, S. 152), was in der Regel nicht ohne Spannungen vollzogen wird. Für ihn bedeutet Integration weder, dass Menschen ihre Herkunft ablegen oder sich unauffällig bewegen, noch, dass Integration eine Einbahnstraße ist. Migration ist immer ein Wechselspiel zwischen Teilen, die sich selbst und die anderen Teile verändern. Zudem sind offene Gesellschaften nicht gleichzeitig anerkennend und wertschätzend. Sie erlauben die Chance eines Diskurses, der aber nicht zwingend selbstverständlich auch geführt wird. Nicht-Anerkennung darf niemals Anlass für Fatalismus und Resignation sein – fehlende Anerkennung sollte stets zum Handeln motivieren, auch wenn die Einstellungen in der Bevölkerung und rechtliche Bestimmungen hierbei zuweilen Grenzen aufzeigen (El-Mafaalani, 2018, S. 83 ff; Maase, 2021, S. 33 ff).

In Übertragung auf den Integrations- und Berufsanerkennungsprozess migrierter Pflegender kann von den Autor*innen festgehalten werden, dass dieser von ihnen als extrem herausfordernd erlebt wird. Es bestehen trotz der Globalisierung erhebliche Hürden bei der Übertragbarkeit der Qualifikation und es fehlt den migrierten Pflegenden zusätzlich an fachsprachlicher und umgangssprachlicher Routine. Sie verfügen zwar über ein hohes Fachwissen, welches sie aber im neuen Kontext noch nicht anwenden können, da die Abläufe und die Fachsprache noch unbekannt sind oder nicht sicher beherrscht werden (Maase, 2021, S. 71). Dies löst ein Gefühl von Unsicherheit und Minderwertigkeit gegenüber den etablierten Kolleg*innen aus, fehlendes Vertrauen von Patient*innen und Kolleg*innen ist häufig die Folge (Bieski, 2007, S. 22; Eriksson et al., 2018, S. 2–11; Parrone et al., 2008, S. 4; Rand et al., 2019, S. 29 f; Kontos et al., 2019, S. 96, 154 f). Zu den größten Hindernissen innerhalb des Berufsanerkennungsprozesses zählen neben der Sprachbarriere intransparente Informationsvermittlungen über das Anerkennungsverfahren, der zeitaufwändige und komplexe Ablauf, die mangelnde Transparenz der Bewertung der Anforderungen sowie die fehlende Vergleichbarkeit mit früheren Bildungs- und Berufsqualifikationen (Ho & Chiang, 2014, S. 247; Kontos et al., 2019, S. 105–112). Die Anstellung als Pflegehilfskraft während der Berufsanerkennung resultiert nicht nur in der Berufsausübung in einer geringerwertigen Qualifikation und niedrigeren Anforderungen, sondern auch in der schlechteren Vergütung (Kontos et al., 2019, S. 155). Im Allgemeinen erleben die meisten internationalen Fachpersonen im Berufsanerkennungsprozess einen Verlust der beruflichen Autonomie, gelegentlich ist dieser auch verbunden mit einer Degradierung des professionellen Status im Rahmen der Berufsanerkennung. Wechselt hierbei auch noch der Berufstitel von einem prestigeträchtigen zu einem minderwertigen (von der anerkennten Pflegefachkraft zur Pflegehelferin), wird das Stereotyp der Inkompetenz und Dequalifizierung verstärkt (Ho & Chiang, 2014, S. 247 f; Maase, 2022, S. 240 ff; Hake, 2023, S. 56). Neben dem Gefühl der Abwertung durch den Prozess des Berufsanerkennungsverfahrens erleben migrierte Pflegende berufsbiografische Konflikte der Entwertung der akademischen Bildung. Die Trauer um den Verlust der akademisch-medizinnahen Fachlichkeitsanteile prägt die Erfahrungen migrierter Pflegender. Diese Diskrepanz bietet erhebliche Konfliktpotenziale (Maase, 2021, S. 71–75; Maase, 2022, S. 240 ff).

## 3 Erleben von kultureller Differenziertheit

Während des gesamten Integrationsprozesses zeigt sich die Vielfältigkeit der kulturellen Herausforderungen sehr eindrücklich unter dem Phänomen „Growing through overcoming strangeness and communication barriers". Besonders die ersten Monate des Integrationsprozesses werden als sehr dramatisch wahrgenommen, was der nachfolgende Auszug der Studie von Magnusdottir (2005) unterstreicht: „as if running the hurdles, or standing at the roots of an insurmountable mountain" (Magnusdottir, 2005, S. 265). Xu und Davidhizar (2004) legen zudem in ihrem Fachartikel den Fokus auf die Beschreibung von kulturellem Konfliktverhalten. Sie stellen die kulturelle Variabilität als exemplarischen Rahmen vor, in dem sie zunächst die Dimensionen des Kollektivismus versus Individualismus vorstellen und in einem zweiten Schritt Low-Kontext- und High-Kontext-Kulturen ausdifferenzieren. Sie zeigen zudem anhand der *Face negotiation theory* von Ting-Toomey die konzeptionelle Verbindung zwischen den Dimensionen der kulturellen Variabilität, der Sorge vor dem Gesichtsverlust und dem dazugehörigen Verhalten sowie dem Konfliktmanagement auf. Die drei Grundannahmen, die hierbei handlungsleitend sind, zeigen erstens, dass Individuen unabhängig von der Kultur versuchen, das Gesicht in zwischenmenschlichen Situationen zu bewahren. Zweitens zeichnet sich ab, dass der Gesichtsverlust problematischer ist, wenn Situationen angst- oder konfliktbeladen sind, und drittens, dass die kulturellen Variablen des Individualismus und des Kollektivismus mit individuellen, relationalen und situativen Faktoren interagieren und diese wiederum das Konfliktverhalten beeinflussen (Xu & Davidhizar, 2004, S. 47 ff). Sich einer anderen Kultur zugehörig zu fühlen und dadurch als „Anderer“ erkannt zu werden, zeigt sich zudem in vielen Literaturen als ein erlebtes Phänomen der migrierten Pflegenden (Magnusdottir, 2005, S. 268; Rand et al., 2019b, S. 174). Die Ablehnung durch Patient*innen aufgrund der Hautfarbe stellt in diesem Zusammenhang noch einmal eine besondere Form des Rassismus für die migrierten Pflegenden dar (Mapedzahama et al., 2012, S. 154). Neben der Hautfarbe wird das Leben zwischen zwei Kulturen und zwei Ländern als ein weiteres Spannungsfeld von den migrierten Pflegenden erlebt. Sie beschreiben dies als kulturelle Verdrängung, „a foot here (America), a foot there (India), a foot nowhere“ (DiCicco-Bloom, 2004, S. 28; Maase, 2021, S. 61).

Zudem wird die Sprache als eine der bedeutendsten Barrieren der Integration wahrgenommen (Brunton & Cook 2018, S. 21; Dubois et al., 2006, S. 113; Eriksson et al., 2018, S. 9; Ho & Chiang, 2014, S. 6 f, 245 f; Maase, 2021, S. 161; Magnusdottir, 2005, S. 266; Parrone et al., 2008, S. 4, 72; Rand et al., 2019, S. 49; Kontos et al., 2019, S. 93 f). Die begrenzten Sprachkenntnisse führen zu Unsicherheiten und Ängsten in der Pflegearbeit, Patient*innen vertrauen ihnen aufgrund der unzureichenden Sprachkenntnisse nicht. Hinzu kommt die Herausforderung, das Fachwissen sicher in einer neuen Sprache anzuwenden (Eriksson et al., 2018, S. 9 f; Maase, 2021, S. 162; Maase & Kohlen, 2022, S. 247; Magnusdottir, 2005, S. 266; Parrone et al., 2008, S. 4; Kontos et al., 2019, S. 95). Wie ein Kind braucht man Hilfe, obwohl man das Wissen hat, kann man nichts alleine tun: „I knew I was still a nurse but I couldn’t really show it“ (Magnusdottir, 2005, S. 266). Das Unvermögen, die Fachsprache sicher anzuwenden, macht viele migrierte Pflegende zurückhaltender und stiller, der Rückschluss auf die fachliche Inkompetenz wird daraus vorschnell von den Kolleg*innen gezogen. Hemmnisse, fachsprachliche Konversationen zu führen und dadurch das vorhandene Fachwissen in der Pflegepraxis nicht anwenden zu können, verstärken zudem das Machtgefälle bezüglich des Fachwissens und der beruflichen Stellung zwischen den Interagierenden. „Ja, einigerseits es ist ein bisschen schwer, weil, ich kenn das alles, ich kann das alles machen, aber ich bin nicht sicher wegen der Sprache“ (Maase, 2021, S. 116).

Darüber hinaus beschreiben migrierte Pflegende ihr Gefühl anhand des Phänomens *looking through*. Das interprofessionelle Team sowie Patient*innen und deren Angehörige schauen durch sie hindurch und ignorieren sie im Berufsalltag (Alexis et al., 2007, S. 2224 f; Maase & Kohlen, 2022, S. 247). Im Setting Krankenhaus zeigt sich diese Form der Ausgrenzung noch einmal eindrücklich am *Othering*. Internationale Pflegefachpersonen fühlen sich als „Andere" und nicht zum Team zugehörig, Heimweh und fehlende emotionale Unterstützung manifestieren dieses Gefühl (Maase, 2021, S. 163).

# 4 Bewältigungsstrategien im Integrationsprozess – literaturgestützt und forschungsbasiert

Unterschiedliche Formen von Bewältigungsstrategien können im Integrationsprozess helfen, den dargestellten Herausforderungen entgegenzuwirken und das Erleben der kulturellen Differenziertheit besser einordnen zu können. Die Stärkung von Unterstützungsnetzwerken und die Verbindungen mit anderen internationalen Kolleg*innen, die ähnliche Probleme durchlebt haben, wird als sehr wirkmächtig im Gesamtprozess der Integration von den Beteiligten beschrieben (Maase, 2021, S. 173). Zusätzlich erleben migrierte Pflegende auch die ethnische Vielfalt eines Krankenhauses als sehr hilfreich. Alteritätserfahrungen können durch den Austausch mit „Anderen" und eine gemeinsame reflexive Auseinandersetzung vor dem Hintergrund von Gerechtigkeitsüberlegungen kompensiert werden (Rand et al., 2019b, S. 179). Der *Mind-opening*-Effekt durch das Kennenlernen einer neuen Kultur wird von vielen als wesentlich beschrieben. Für die Institutionen empfiehlt sich, den Fokus auf Diversity-Trainings, kulturelle Kompetenztrainings und Weiterbildungen zu legen, um das Bewusstsein und Verständnis für kulturelle Unterschiede zu fördern. Darüber hinaus beschreiben internationale Pflegende die persönlichen Ressourcen als größte Stabilisierungsmöglichkeit. Feste Bezugspersonen in der Institution sowie ein gut und transparent strukturierter Berufsanerkennungsprozess schließen sich für die Mehrzahl als fördernde Faktoren an, ebenso eine gute Teamintegration. Wesentlich zu beachten ist, dass migrierte Pflegende nicht selten den offenen Dialog mit ihren Vorgesetzten scheuen; kulturelle Unterschiede und das Abhängigkeitsverhältnis im Anerkennungsprozess sind die Ursache (Hake, 2023, S. 58). Somit sind verantwortliche Kümmerer, die stets als vertrauensvolle Ansprechpartner*innen bei Sorgen und Problemen zur Verfügung stehen, ein stabiler Wegweiser in diesem herausfordernden Prozess. Eine größere kulturelle Vielfalt im Team stärkt das Wir-Gefühl, was für Arbeitgebende im Gesundheitswesen bedeutet, diesen interkulturellen Dialog anzustoßen und eine kritische Auseinandersetzung mit den unterschiedlichen Traditionen und Gewohnheiten zu ermöglichen. Dabei ist es sehr hilfreich, das Wissen und die Erfahrungen der migrierten Pflegenden selbst zu nutzen, um sie zu verstehen und stabile Brücken im Integrationsprozess zu bauen. Ziel sollte es sein, alle Pflegefachpersonen auf die kulturelle Vielfalt und Komplexität des Arbeitsplatzes vorzubereiten und eine faire, wertschätzende Zusammenarbeit sowie einen respektvollen und vorurteilsfreien Umgang miteinander im Team zu gestalten sowie den migrierten Pflegenden die Möglichkeit zu geben, ihr Fachwissen und ihre Fähigkeiten kreativ einzubringen (Maase, 2021, S. 141 ff, 173, 178, 182 f; Maase, 2022, S. 250 f; Maase & Hake, 2024, S. 64 ff).

Zusammenfassend kann festgehalten werden, dass für alle migrierten Pflegefachkräfte die Sprachbarriere, die Sehnsucht nach Vertrautem sowie unterschiedliche Formen kultureller Differenziertheit die größten Herausforderungen darstellen. Darüber hinaus sind sie mit verschiedenen Formen von Machtbeziehungen im sozialen Feld der Gesundheits- und Krankenpflege konfrontiert, aus denen sich kulturelle Spannungsfelder und Herausforderungen ableiten lassen. Eine besondere Schwierigkeit stellt die Phase der Berufsanerkennung dar, in der die fehlende Akzeptanz der Fachexpertise sowie die Entwertung der akademischen Bildung deutlich zum Tragen kommt (Maase & Kohlen, 2022, S. 240 ff). Der Rolle der Arbeitgeber*innen kommt in diesem Prozess eine hohe Verantwortung zu, Fragen zu klären und Formen von Alltagsrassismus und Integrationsherausforderungen in der akutmedizinischen Versorgung zu erkennen, diese zu reflektieren und wirksame Gegenmaßnahmen und Projekte abzuleiten, wie z. B. das Projekt „Kulturbotschafter*innen" am Universitätsklinikum Münster.

## 5 Das Projekt „Kulturbotschafter*innen" am Universitätsklinikum Münster

Das Projekt „Kulturbotschafter*innen" am UKM wurde mit dem Ziel initiiert, migrierte Pflegefachpersonen beim Ankommen und während des Anerkennungsprozesses strukturiert zu begleiten. Im Zentrum stehen Pflegefachpersonen mit eigener Migrationserfahrung, die ihre Kenntnisse und Perspektiven gezielt einbringen, um neue Kolleg*innen fachlich und sozial zu unterstützen.

Als Brückenbauer*innen zwischen Herkunft und Ankunft, zwischen individuellen Biografien und systemischen Anforderungen, übernehmen die Kulturbotschafter*innen eine zentrale Rolle im Onboarding und in der langfristigen Integration neuer Fachkräfte. Ihr Engagement basiert auf einer fundierten Vorbereitung, kontinuierlicher Reflexion und einer wertschätzenden Haltung, welche von dem Wunsch getragen ist, neue Kolleg*innen nicht nur fachlich, sondern auch fürsorglich zu begleiten (Maase & Hake, 2024, S. 62 ff).

Nachfolgend werden die Ziele, Strukturen und zentralen Akteur*innen des Projekts dargestellt sowie ein Overview der Umsetzung am UKM.

### 5.1 Ethnologie in Schule und Erwachsenenbildung (ESE) e. V.

Seit über drei Jahrzehnten bringt der Verein Ethnologie in Schule und Erwachsenenbildung (ESE e. V.) ethnologische Expertise in verschiedene Bildungsbereiche ein. Seit seiner Gründung im Jahr 1992 engagiert sich ESE e. V. für Themen wie Diversität und Rassismuskritik sowie gegen Diskriminierung und macht diese Inhalte für unterschiedliche Zielgruppen zugänglich. Die Angebote des Vereins richten sich an Schulen, Hochschulen, Unternehmen und zivilgesellschaftliche Initiativen. Die Formate reichen von Workshops, Seminaren und Projekttagen über Tagungen und Forschungsprojekte bis hin zur eigenen Summer School. Alle Formate können vor Ort, digital oder im hybriden Setting durchgeführt und bedarfsorientiert angepasst werden (Bertels, 2022, S. 252–253). Grundlage der Arbeit ist ein Verständnis von interkultureller Kompetenz als eine im Lernprozess erworbene Fähigkeit, die ein möglichst hohes Maß an Verständigung im Kontakt mit Menschen aus anderen kulturellen Kontexten ermöglicht (ESE e. V., 2024). Der Verein ist eng mit dem Institut für Ethnologie der Universität Münster verbunden. Dadurch ist es möglich, ethnologische Perspektiven dauerhaft in Forschung, Lehre und gesellschaftliche Praxis zu integrieren.

In der Kinder- und Jugendbildung ist ESE e. V. vor allem mit langfristigen Bildungsprojekten aktiv, ein weiterer zentraler Bereich ist die Erwachsenenbildung. Der Verein führt Fortbildungen für Lehrkräfte, Mitarbeitende aus Verwaltung, Sozialarbeit und Ehrenamt durch und zunehmend auch für Fachkräfte im Gesundheitswesen. Letzterer Fokus wurde insbesondere seit Inkrafttreten des Fachkräfteeinwanderungsgesetzes verstärkt ausgebaut. Ein weiteres Angebot ist die Ausbildung zur Trainerin für Interkulturelle Kompetenz, die ESE e. V. seit 2013 anbietet (Bertels, 2022, S. 252–253; ESE e. V., 2024).

Mit dem UKM besteht seit vielen Jahren eine enge Kooperation und mit dem Aufbau der internationalen Personalakquise und zunehmender Ländervielfalt wurde diese stetig ausgebaut, um präventiv interkulturelle Bildungsformate für alle Mitarbeitenden am Klinikum zu schaffen. Seit einigen Jahren findet einmal im Monat die Fortbildung „Interkulturelle Kompetenz“ als Ganztagesworkshop im Inhouse-Format statt. Diese Fortbildung wird für alle Mitarbeitenden des UKM angeboten und hat das Ziel, die interkulturelle Handlungssicherheit der Teilnehmenden zu stärken. Sie reflektieren gemeinsam kulturelle Unterschiedlichkeiten, erweitern ihr Verständnis für Mechanismen innerhalb diverser Teams und erlernen konstruktiv den Umgang mit Spannungen und Missverständnissen. Zudem erfahren sie, wie Kolleg*innen aktiv zu einer offenen und wertschätzenden Teamkultur beitragen können (Universitätsklinikum Münster, 2025). Als Take-Home-Message wurde von der Abteilung Internationale Fachkräfte dazu noch ein „Interkultureller Fächer“ entwickelt, der die wesentlichen Aspekte kreativ aufbereitet und die Möglichkeit bietet, zentrale Themen vertiefend zu reflektieren, sich aktiv mit ihnen auseinanderzusetzten und relevantes Wissen aus der Fortbildung zu erhalten. Im Fokus stehen dabei die fünf zentralen Aspekte interkultureller Kompetenz:

1. Aneignung und Beschaffung von Informationen sowie Entwicklung von Interesse
2. Einübung des Perspektivenwechsels
3. Erkennen und Überwinden von Ethnozentrismus
4. Reflexion interkultureller Begegnungssituationen
5. Förderung von Einstellungen und Werten (ESE e. V., 2024; MAGS, 2025).

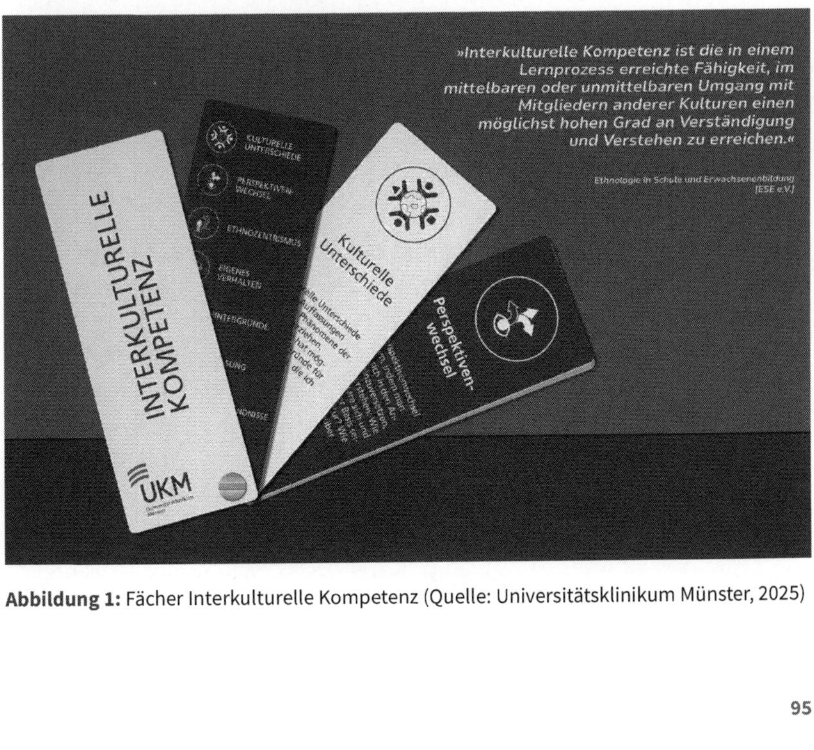


**Abbildung 1:** Fächer Interkulturelle Kompetenz (Quelle: Universitätsklinikum Münster, 2025)

## 5.2 Vorbereitung auf die Rolle der Kulturbotschafter*innen

Die Kulturbotschafter*innen wurden im Jahr 2023 als eine erste Gruppe von zehn Pflegefachpersonen in einer fünftägigen Workshopwoche auf ihre neue Rolle vorbereitet. Die Konzeption und Durchführung übernahm die ESE e.V. Ziel der Seminarwoche war es, die Teilnehmenden gezielt auf ihre zukünftige Rolle als Kulturbotschafter*innen vorzubereiten. Zwei Ethnologinnen des Instituts leiteten diese Woche, in der zentrale Aspekte wie das eigene Rollenverständnis, das persönliche Migrationserleben, Haltung und Werte, relevante Kompetenzen sowie die persönliche Verantwortung als Vertrauensperson thematisiert wurden. Der Workshop bot außerdem Raum für kollegialen Austausch und die Möglichkeit, ein gemeinsames kulturelles Verständnis zu entwickeln. Ein besonderer Schwerpunkt lag auf der, auch sehr persönlichen, Auseinandersetzung mit der Kulturschock-Theorie sowie dem Spannungsfeld zwischen dem Eigenem und dem Fremden, zwei Kernthemen der interkulturellen Arbeit. Die Inhalte wurden praxisnah vermittelt, sodass die Teilnehmenden direkt für ihre neue Rolle als Botschafter*in ihrer Kulturen gestärkt wurden. Etwa sechs Monate später fand ein Reflexionsworkshop statt, um die bisherigen Erfahrungen zu reflektieren und gemeinsam mit den Kulturbotschafter*innen die Rollenschärfung zu vertiefen. Im Jahr 2024 wurde diese Seminarwoche wiederholt und 10 weitere Kulturbotschafter*innen wurden ausgebildet.

Aktuell begleitet das Integrationsteam der Abteilung Internationale Fachkräfte am UKM die 22 Kulturbotschafter*innen in ihrer Aufgabenerfüllung. Einmal im Monat findet ein Projekttag statt, moderiert vom Integrationsteam. Dabei geht es um die Weiterentwicklung des Projekts, die Verteilung und Entwicklung von Aufgaben und neuen Handlungsfeldern sowie um die Begleitung neuer internationaler Pflegender im klinischen Alltag.

## 5.3 Beschreibung der Projektgruppe

Das Team der 22 Kulturbotschafter*innen ist zwischen den Jahren 2016 und 2022 aus Albanien, Brasilien, Italien, Kolumbien, Spanien, Syrien und

Mexiko ans UKM gekommen und hat den Berufsanerkennungsprozess erfolgreich abgeschlossen (Universitätsklinikum Münster, 2025). Im Projekt vereinen sie berufspraktische Erfahrung, internationale Pflegetheorien, akademische Perspektiven und ein hohes Maß an interkultureller Kompetenz. Gerade ihre ganz persönlichen Erfahrungen, vom Umgang mit sprachlichen Hürden über die Orientierung in einem neuen Gesundheitssystem bis hin zur beruflichen Neu-Sozialisation, machen sie zu authentischen und empathischen Begleiter*innen für neue Kolleg*innen.

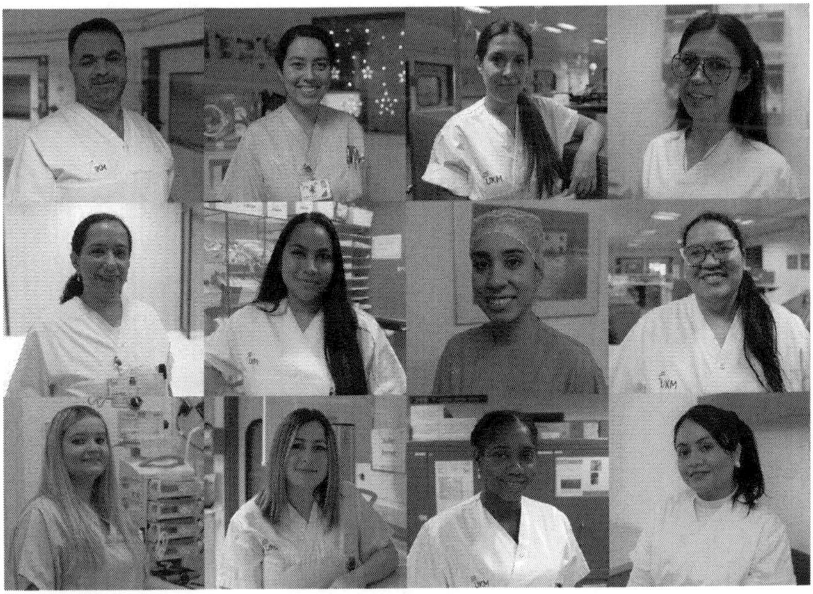

**Abbildung 2:** Kulturbotschafter*innen am UKM (Quelle: Universitätsklinikum Münster, 2025)

Kulturbotschafterin Rubí bringt es auf den Punkt: „Der Start in einem neuen Land ist oft herausfordernd. Ich möchte, dass neue Kolleg*innen wissen: Ihr könnt jederzeit auf meine Unterstützung zählen – gemeinsam schaffen wir ein offenes und unterstützendes Miteinander.“ (Universitätsklinikum Münster, 2025)

## 5.4 Handlungsfelder

Die Kulturbotschafter*innen am Universitätsklinikum Münster (UKM) begleiten migrierte Kolleg*innen auf ihrem Weg zur Anerkennung als Pflegefachperson in Deutschland. Dabei bringen sie ihre eigenen Migrationserfahrungen ein und agieren als Wegbegleiter*innen, die Orientierung, Vertrauen und praktische Unterstützung in dieser sehr herausfordernden Zeit bieten. Die Aufgabenbereiche wurden von den Beteiligten selbst entwickelt und ausgestaltet (siehe Abbildung 3).

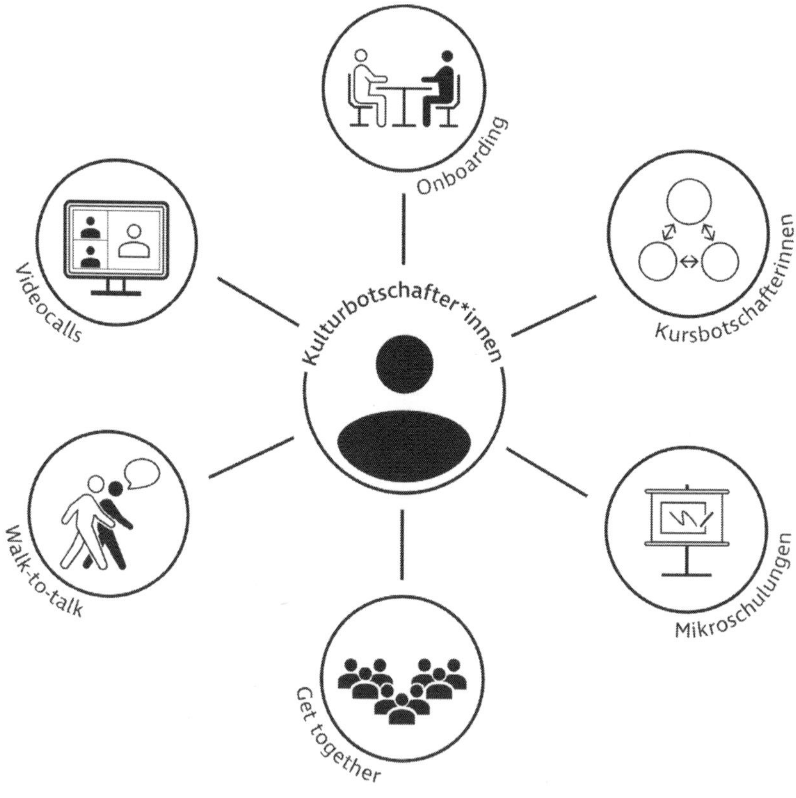


**Abbildung 3:** Handlungsfelder Kulturbotschafter*innen (Quelle: Universitätsklinikum Münster, 2025)

Die Begleitung der neuen Kolleg*innen beginnt bereits vor der Anreise nach Deutschland. Nach dem Auswahlgespräch nehmen die zukünftigen Pflegenden in ihrem Herkunftsland an mehreren digitalen Vorbereitungsgesprächen teil. In diesen sogenannten Kandidatencalls erhalten sie Informationen über Münster, das UKM, die beruflichen Anpassungsmaßnahmen sowie den Aufbau des deutschen Pflegesystems. Auch ihr künftiger Wohnraum und ihre Stationen werden vorgestellt. Ziel des Integrationsteams ist es, Transparenz zu schaffen, Unsicherheiten abzubauen und bereits vor der Einreise eine persönliche Bindung zum UKM aufzubauen. In diesen Kandidatencalls bringen sich die Kulturbotschafter*innen ebenfalls aktiv ein. Sie stellen Münster als ihren neuen Lebens- und Arbeitsort vor und geben Einblicke in ihren Alltag am Klinikum. Gleichzeitig unterstützen sie im Format Mikroschulungen auch die Stationen und deren Teams, indem sie Länderprofile präsentieren. So vermitteln sie Hintergrundwissen zu Herkunftsländern, Gesundheitswesen, Migrationsmotiven und kulturellen Besonderheiten und fördern auf diese Weise ein interkulturelles gegenseitiges Verständnis und den Abbau möglicher Barrieren.

Nach der Ankunft der neuen Kolleg*innen übernehmen die Kulturbotschafter*innen eine zentrale Rolle im Onboarding. Sie führen die neuen Pflegenden über den UKM-Campus, der in seiner Größe einer kleinen Stadt gleicht, helfen bei der ersten Orientierung und stellen den Kontakt zu den Stationen her. Dabei helfen kurze Steckbriefe, die sie gemeinsam mit den neuen Kolleg*innen erstellen und dann an die jeweiligen Stationen weitergeben.

Die neuen internationalen Pflegefachpersonen starten immer in Gruppen. Jedem dieser Kurse sind zwei Kulturbotschafter*innen zugeordnet, die als konstante Ansprechpersonen während des gesamten Anerkennungsprozesses zur Verfügung stehen. Neben der fachlichen Begleitung bieten sie auch informelle Austauschformate an, wie etwa den „Internationalen Stammtisch“, zu dem sich internationale Kolleg*innen regelmäßig treffen. In dieser entspannten Atmosphäre im Freizeitkontext findet Begegnung auf Augenhöhe statt und es wird Raum geschaffen, um Erfahrungen zu teilen. Denn niemand versteht die Sorgen und Herausforderungen besser als jene, die sie selbst erlebt und gemeistert haben (Maase & Hake, 2024, S. 62 ff).

Ein weiteres etabliertes Format ist das Handlungsfeld „Walk-to-Talk“: Dabei besuchen die Kulturbotschafter*innen neue Kolleg*innen direkt auf den Stationen, erkundigen sich nach ihrem Befinden und stehen als Ansprechpersonen zur Verfügung. Diese regelmäßigen Besuche helfen, Alltagsprobleme frühzeitig zu erkennen und aufzufangen. Wenn sich tiefergehende Probleme zeigen, wird das Integrationsteam am UKM direkt involviert. Denn auch die Kulturbotschafter*innen sind nicht allein und können bei Überforderung auf die Begleitung und Reflexion im Team zurückgreifen (Maase & Hake, 2024, S. 62 ff).

Die Rolle der Kulturbotschafter*innen ist damit nicht nur praktisch, sondern auch emotional unterstützend. Wie Christina Pérez Tirado sagt: „Als ich nach Deutschland kam, wünschte ich mir, dass mir jemand erklären konnte, dass das, was ich fühlte, lebte und erlebte, Teil eines Prozesses ist, den man Kulturschock nennt.“ (Maase & Hake, 2024, S. 62 ff). Diese Erfahrungen weiterzugeben und damit anderen zu helfen, ist der Kern ihrer Aufgabe.

## 6 Fazit

Die Integration migrierter Pflegefachpersonen in das deutsche Gesundheitswesen stellt einen vielschichtigen und dynamischen Prozess dar, der weit über den reinen Fachkräftezuzug hinausgeht. Wie die vorangegangenen Kapitel verdeutlichen, treffen migrierte Pflegepersonen auf strukturelle Hürden, kulturelle Unterschiede und sprachliche Herausforderungen, die sowohl ihre berufliche als auch ihre persönliche Identität betreffen. Der Berufsanerkennungsprozess erweist sich oftmals als belastend, ist begleitet von Gefühlen der Entwertung, Unsicherheit und fehlender Zugehörigkeit. Gleichzeitig stehen auch die aufnehmenden Institutionen vor der Aufgabe, diese Komplexität aktiv zu gestalten, kulturelle Vielfalt zuzulassen und integrative Prozesse nachhaltig zu verankern.

Das Projekt „Kulturbotschafter*innen“ am Universitätsklinikum Münster zeigt exemplarisch, wie diesen Herausforderungen konstruktiv und innovativ begegnet werden kann. Es setzt gezielt auf Pflegefachpersonen mit eigener Migrationserfahrung, die neue Kolleg*innen als authentische Vertrauenspersonen begleiten. Diese wechselseitige Unterstützung stärkt nicht nur die neuen Mitarbeitenden, sondern wirkt auf die gesamte Organisation, durch Sensibilisierung, Reflexion und den Aufbau von Dialogstrukturen.

Wie El-Mafaalani (2018) betont, sind Konflikte kein Zeichen gescheiterter Integration, sondern Ausdruck gesellschaftlicher Aushandlungsprozesse. Vor diesem Hintergrund kann das Projekt als wirksamer Beitrag zur Öffnung und Weiterentwicklung institutioneller Praxis gewertet werden. Es schafft Räume für Anerkennung, Zugehörigkeit und interkulturellen Austausch als zentrale Elemente einer integrativen, lernenden Organisation. Die erfolgreiche Integration als Pflegefachperson aus dem Ausland gelingt nicht durch Anpassung im Sinne der Assimilation, sondern durch aktive Beteiligung und den Abbau struktureller Barrieren. Das Projekt „Kulturbotschafter*innen“ am UKM bietet hierfür ein richtungsweisendes Modell mit Vorbildcharakter, für Einrichtungen, die Vielfalt nicht nur tolerieren, sondern aktiv gestalten und die Potenziale ihrer Mitarbeitenden fördern wollen.

## Literatur und Quellen

Alexis, O., Vydelingum, V. & Robbins, I. (2007). Engaging with a new reality: experiences of overseas minority ethnic nurses in the NHS. Journal of Clinical Nursing, 5, 2.221–2.228.

Bertels, U. (2022). Zwischen Wissenschaft und Praxis. In: R. Hardenberg, J. Platenkamp & T. Widlok (Hrsg.), Ethnologie als Angewandte Wissenschaft, 253–272. https://doi.org/10.5771/9783496030683-253

Bieski, T. (2007). Foreign-Educated Nurses: An Overview of Migration and Credentialing Issues. Nursing Economics, 25(1), 20–34.

Brunton, M. & Cook, C. (2018). Dis/Integrating cultural difference in practice and communication: A qualitative study of host and migrant Registered Nurse perspectives from New Zealand. International Journal of Nursing Studies, 83(4), 18–24.

Deutsches Kompetenzzentrum für internationale Fachkräfte in den Gesundheitsberufen (2025). Patenschaften und Mentoringprogramm – Kulturbotschafter*innen am Universitätsklinikum Münster (UKM). In: Patenschaften und Mentoringprogramm – Deutsches Kompetenzzentrum für internationale Fachkräfte in den Gesundheits- und Pflegeberufen (DKF) unter Trägerschaft des Kuratorium Deutsche Altershilfe (KDA).

DiCicco-Bloom, B. (2004). The Racial and Gendered Experiences of Immigrant Nurses from Kerala, India. Journal of Transcultural Nursing, 15(1), 26–33.

Dubois, H. F. W., Padovano, G. & Stew, G. (2006). Improving international nurse training: an American-Italian case study. International Nursing Review, 53, 110–116.

El-Mafaalani, A. (2018). Das Integrationsparadox – Warum gelungene Integration zu mehr Konflikten führt. Kiepenheuer & Witsch.

Eriksson, E., Berg, S. & Engström, M. (2018). Internationally educated nurses' and medical graduates' experiences of getting a license and practicing in Sweden – a qualitative interview study. BMC Medical Education, 18, 296.

ESE (2024). Ethnologie in Schule und Erwachsenenbildung e. V. Über uns. Online unter: https://www.ese-web.de/ (Zugriff am 09. 09. 2025).

Hake, S. (2023). International ausgebildete Pflegefachkräfte im Krankenhaus: Eine systematische Literaturübersicht zu erlebten Benachteiligungen und Herausforderungen. Unveröffentlichtes Manuskript.

Ho, K. H. M. & Chiang, V. C. L. (2014). A meta-ethnography of the acculturation and socialization experiences of migrant care workers. The Journal of Advanced Nursing, 71(2), 237–254.

Kontos, M., Ruokonen-Engler, M.-K. & Guhlich, A. (2019). Betriebliche Integrationsprozesse von neu migrierten Pflegefachkräften. In: R. Pütz, M. Kontos, C. Larsen, S. Rand & M.-K. Ruokonen-Engler (Hrsg.), Betriebliche Integration von Pflegefachkräften aus dem Ausland (60–169). Hans-Böckler-Stiftung.

Maase, A. (2021). Internationale Pflegefachkräfte in der akutmedizinischen Versorgung – Kulturelle Herausforderungen und Spannungsfelder. In: H. Kohlen (Hrsg.), Ethik – Pflege – Politik. Mabuse Verlag.

Maase, A. (2022). „Wir sind mehr als ein Paar Hände" – Migrierte Pflegefachkräfte und ihr symbolischer Kampf um fachliche und akademische Anerkennung in deutschen Krankenhäusern. Pflege & Gesellschaft, 27(3), 240–253.

Maase, A. & Hake, S. (2024). Brücken bauen zwischen den Kulturen – Onboarding internationaler Pflegefachpersonen. Die Schwester Der Pfleger, 7(24), 62–64.

Magnusdottir, H. (2005). Overcoming strangeness and communication barriers: a phenomenological study of becoming a foreign nurse. International Nursing Review, 52, 263–269.

Mapedzahama, V., Rudge, T., West, S. & Perron, A. (2012). Black nurses in white space? Rethinking the in/visibility of race within the Australian nursing workplace. Nursing Inquiry, 12, 153–164.

Ministerium für Arbeit, Gesundheit und Soziales des Landes Nordrhein-Westfalen (MAGS) (2025). Praxis Beispiele: Gute Beschäftigung – Interkulturelle Kompetenz am UKM. Online unter: https://www.mags.nrw/praxis-beispiele-gute-beschaeftigung (Zugriff am 09. 09. 2025).

Parrone, J., Sedrl, D., Donaubauer, C., Phillips, M. & Miller, M. (2008). Charting the 7 C's of Cultural Change Affecting Foreign Nurses: Competency, Communication, Consistency, Cooperation, Customs, Conformity and Courage. Journal of Cultural Diversity, 15(1), 3–6.

Rand, S. & Larsen, C. (2019). Working Paper Forschungsförderung – Herausforderungen und Gestaltung betrieblicher Integration von Pflegefachkräften aus dem Ausland. Online unter: https://www.boeckler.de/pdf/p_fofoe_WP_114_2019.pdf (Zugriff am 09. 09. 2025).

Universitätsklinikum Münster (2025). Abteilung Internationale Pflegefachkräfte. Online unter: https://www.ukm.de/fileadmin/user_upload/Pflege/Internationale_Pflegekraefte/ukm-pflege-internationale-pflegefachkraefte-integrationskonzept-20230807.pdf (Zugriff am 09. 09. 2025).

Universitätsklinikum Münster (2025). Kulturbotschafter*innen. Online unter: https://www.ukm.de/kulturbotschafterinnen (Zugriff am 09. 09. 2025).

Xu, Y. & Davidhizar, R. (2004). Conflict Management Styles of Asian and Asian American Nurses – Implications for the Nurse Manager. The Health Care Manager, 23(1), 46–53.

# Autor*innen

**Simon Hake, BA**, arbeitet seit dem Jahr 2023 am Universitätsklinikum Münster (UKM) in der Abteilung „Internationale Fachkräfte", zunächst als Integrationsmanager und seit Januar 2023 in der Funktion des stellvertretenden Leiters der Abteilung. Zuvor war er von 2017 bis 2023 in der akutpsychiatrischen Pflege tätig, erst als examinierter Krankenpfleger und später als stellvertretender Teamleiter. Berufsbegleitend studierte er an der Fachhochschule Münster Pflege- und Gesundheitsmanagement. In seiner Abschlussarbeit beschäftigte er sich mit möglichen Benachteiligungserfahrungen internationaler Pflegefachpersonen im Krankenhaus, fokussiert auf den internationalen Kontext.

**Carina Hörack, BA, MA**, absolvierte 2021 ihr Bachelorstudium der Pädagogik an der Universität Salzburg. Sie schloss 2023 das Masterstudium der Erziehungs- und Bildungswissenschaft an der Universität Innsbruck ab und ist ausgebildete Traumapädagogin. Sie hat für mehrere Non-Profit-Unternehmen gearbeitet und greift auf eine Vielzahl an Auslandserfahrungen zurück. Seit August 2023 leitet sie am Uniklinikum Salzburg das International Recruiting und Re-Location Management der Pflegedirektion. Zudem übernahm sie im Mai 2025 die Leitung des gesamten Stabbereiches Recruiting Pflege, in welchem das lokale und internationale Recruiting der Pflegedirektion situiert ist. In ihrer Funktion trägt sie die Verantwortung für die Rekrutierung von jährlich etwa 300 Pflegepersonen für das Uniklinikum Salzburg, welche sowohl aus dem nationalen als auch dem internationalen Raum kommen. Frau Hörack und ihr Team begleiten komplexe Nostrifikations- und Anerkennungsverfahren und setzen sich mit hoher Professionalität und einem ausgeprägten Engagement für eine gelingende und nachhaltige berufliche wie auch gesellschaftliche Integration von nationalen und internationalen Pflegepersonen ein.

**Mag.[a] Cornelia Kures**, dipl. Gesundheits- und Krankenpflegerin, arbeitete viele Jahre auf einer interdisziplinären Station in der Privatklinik Rudolfinerhaus. Seit ihrem Studium der Pflegewissenschaft an der Universität Wien ist sie wissenschaftliche Mitarbeiterin am Campus Rudolfinerhaus, tätig in der Lehre sowie im Management. Von 2023 bis 2025 interimistische Direktorin des Campus. Co-Herausgeberin des Fachtagungsbandes aus dem Jahr 2018 zum Thema Advanced Nursing Practice.

**Dr. Oliver Lauxen**, examinierter Altenpfleger mit langjährigen Erfahrungen als Pflegefachkraft und stellvertretende Pflegedienstleitung in der ambulanten Pflege. Im Jahr 2008 schloss er ein Studium an der Evangelischen Hochschule Darmstadt als Diplom-Pflegewirt (FH) ab. Zwischen 2008 und 2010 absolvierte er ein Masterstudium in Pflegewissenschaft an der Evangelischen Hochschule Darmstadt. Seine Promotion zum Dr. rer. medic. absolvierte er an der Privaten Universität Witten/Herdecke im Jahr 2020. Das Thema seiner Dissertation war professionelles Handeln in der ambulanten Pflege am Beispiel pflegerischer Interaktionen mit pflegenden Angehörigen. Seit 2010 ist Herr Lauxen als wissenschaftlicher Mitarbeiter am Institut für Wirtschaft, Arbeit und Kultur (IWAK) der Goethe-Universität Frankfurt am Main tätig. Im Jahr 2021 übernahm er die Funktion der stellvertretenden Leitung des Instituts. Er beschäftigt sich mit regionalem Arbeitsmarktmonitoring im Pflege- und Gesundheitswesen, begleitet Entwicklungsprojekte und führt Evaluationen durch. Zwischen 2018 und 2021 bearbeitete er das Projekt „WIR im Krankenhaus“ zur Förderung einer nachhaltigen Integration internationaler Pflegefachpersonen.

**Angelika Maase, MSc**, leitet seit dem Jahr 2018 den Geschäftsbereich Pflegeentwicklung am Universitätsklinikum Münster (UKM), zu dem die Abteilungen „Internationale Fachkräfte“, „Praxisanleitung und Quali4Care“ sowie die „Freiwilligendienste“ gehören. Sie verfügt über mehr als 25 Jahre Erfahrung in unterschiedlichen Fach- und Führungspositionen der Akutversorgung in deutschen Krankenhäusern, ist Fachkrankenschwester für Intensivpflege und Anästhesie sowie Diplomierte Pflegewirtin und hat an der Philosophisch-Theologischen Hochschule in Vallendar Pflegewissenschaften studiert. In ihrer Master-Thesis beschäftigte sie sich eingehend mit kulturellen Herausforderungen und Spannungsfeldern internationaler Pflegefachkräfte in der akutmedizinischen Versorgung – ein Handlungsfeld, das bis heute das Integrationsmanagement am UKM wirkmächtig prägt.

**Franziska Moser, BA, MA (cand. Dr. phil.)**, Gesundheits- und Krankenpflegerin. Sie ist seit 1998 an den Salzburger Landeskliniken (SALK) tätig und arbeitete viele Jahre lang in der Division für Neonatologie der Universitätsklinik für Kinder- und Jugendheilkunde. Nach dem Bachelorstudium für Prozessmanagement im Gesundheitswesen an der Fachhochschule Steyr wechselte sie in die Pflegedirektion des Landeskrankenhauses, wo sie später neun Jahre lang das Amt der stellvertretenden Pflegedirektorin ausübte. Sie absolvierte diverse Lehrgänge für Lehre und Führung in der Pflege an der UMIT TIROL in Hall in Tirol und schloss schließlich ein Masterstudium für Betriebswirtschaft an der Fachhochschule Salzburg ab. Nunmehr absolviert Frau Moser ihre Promotion im Fachbereich Pflegewissenschaft an der UMIT TIROL in Hall in Tirol. Seit Januar 2020 ist sie die Pflegedirektorin am Uniklinikum Salzburg (= Campus Landeskrankenhaus und Campus Christian-Doppler-Klinik) und verantwortet 2.900 Mitarbeiter*innen. Frau Moser und ihr Team sind Pionier*innen in der Umsetzung von modernen Skill & Grade Mix-Strategien und damit einer kompetenzorientierten und personenzentrierten Haltung und Kultur.

**MMag.ª Dr.in Elisabeth Rappold**, Gesundheits- und Krankenpflegerin, Pflegewissenschaftlerin und Soziologin. Sie leitet die Abteilung Gesundheitsberufe und Langzeitpflege an der Gesundheit Österreich GmbH (GÖG). Ihre Arbeitsschwerpunkte liegen in der strategischen Planung und Reformbegleitung im Bereich der Gesundheitsberufe, insbesondere in der Berufsbildentwicklung, der Personalbedarfsplanung (Health Workforce Planning), der Evaluation von Ausbildungsstrukturen sowie der Entwicklung praxisnaher Werkzeuge wie der Arbeitshilfe Pflegedokumentation.

**Sarah Ressl, BSc, MSc**, studierte Ernährungs- und Pflegewissenschaftlerin, arbeitete nach ihrem Diplom der Gesundheits- und Krankenpflege einige Jahre auf einer internen Abteilung mit psychiatrischem Schwerpunkt beim Wiener Gesundheitsverbund. Praxisanleiterin seit 2015. Erfahrungen in der Urologie und Chirurgie sammelte sie in der Vinzenzgruppe. Zudem war sie in der Gesundheitsförderung tätig. Seit September 2023 ist sie wissenschaftliche Mitarbeiterin am Campus Rudolfinerhaus.

**Jasmin Shmalia**, seit Juli 2019 Pflegedirektorin am Sana-Klinikum Remscheid und seit knapp zwei Jahren Mitglied der Fachgruppe Pflege bei der Sana. Sie hat seit über 25 Jahren einschlägige Erfahrung im Gesundheitswesen, davon über 10 Jahre im oberen Pflegemanagement. Sie ist Auditorin und Dozentin im Gesundheitsbereich. Ihren Bachelor absolvierte sie im Pflegemanagement, ihren Master in Management im Gesundheitswesen an der Hochschule Osnabrück. Die gelernte Krankenpflegerin hat viele Projekte und Themen angestoßen, von New-Work-Konzepten über flexible Arbeitszeitmodelle, die Station der Zukunft, RIAP, Demenzprojekte und den DAISY Award bis hin zur Akademisierung im Pflegebereich, der Beteiligung von Pflegekräften an Projekten und vieles mehr.

**Thomas Wolf, BScN, MSc**, Gesundheits- und Krankenpfleger. Er ist seit 2005 an den Salzburger Landeskliniken (SALK) tätig und arbeitete viele Jahre im chirurgischen akutstationären Setting der Universitätsklinik für Chirurgie. Er absolvierte die Weiterbildung GuKG § 64 zum Praxisanleiter. Sein pädagogisches Interesse wurde im Rahmen eines pflegewissenschaftlichen Studiums mit Schwerpunkt Pflegepädagogik an der UMIT TIROL in Hall in Tirol von 2015 bis 2017 vertieft. Im Jahr 2021 erfolgte der Abschluss des Masterstudiums Health Science and Leadership der PMU Salzburg. Seit 2017 arbeitet er als Stabstelle für Ausbildung und Praktikum der Pflegedirektion am Uniklinikum Salzburg und stellt in seiner Rolle ein wesentliches Bindeglied zwischen Theorie und Praxis dar. Herr Wolf verantwortet ein Netzwerk von über 100 ausgebildeten klinischen Praxisanleitungen. Zu den Schwerpunkten der täglichen Arbeit zählen eine ausbildungsadäquate Begleitung von Auszubildenden und Studierenden, ein professionelles Onboarding aller neuen Mitarbeiter*innen, die Umsetzung der Pflegelehre am Uniklinikum Salzburg, die Organisation und Steuerung der interprofessionellen Ausbildungsstationen und nun auch die klinische Integration von internationalen Pflegekräften.